［新装版］

正食と人体

体験的健康学のすすめ

一倉定

ビジネス社

まえがき●人体を研究せずに食物をうんぬんするは誤りと知れ

正食への道

今から三十年前、私がコンサルタントになった時、その激職でしかもまったく不規則極まる生活のために、多くの先輩が次々と過労や病気で倒れてゆくのを見せつけられて、「これは食事に気をつけなければならない。まず食事からだ」と近代栄養学の教えるところに従って、できる限り忠実にこれを守ろうと心に決めて実行に移したのである。

栄養のバランスに注意し、カロリーに気を配り、ビタミン剤、新鮮な野菜や果物、カルシウム剤など、かなり注意深くとり続けた。

そして十年、私の体はガタガタに崩れて病気の問屋のようになってしまった。

血圧は一六〇―八〇、血糖値は糖尿病寸前、手の甲にはブツブツと小さなイボが無数にできた。前がん症状ではないかと心配だった。

十二指腸かいよう、大腸カタル、肝臓に、軽いながらも痛みを感じた。コレステロールは異常高、中性脂肪過多、ついに全身に赤い発疹《ほっしん》ができた。尋常性乾癬《かんせん》といい、病院めぐりをしても原因不明、治療法不明、一生治らないことが多いと病気の知識だけは多くなったが、肝腎《かんじん》の病気が治らないのでは何もならない。病気をつくりだす食事やこんな皮膚病ひとつ治せない栄養学や医学に、いままで固く信じていただけに大きな失望と同時に不信感を持つようになったのである。

そして西洋医学に見切りをつけたのである。いや、つきはなされたのである。残るのは東洋医学と民間療法しかないとなってしまったのである。東洋医学の先生に指導を受けながら、自分でも勉強を始めたのである。こうして私は正食《せいしょく》への道を歩み出したのである。

開眼

以来二十年、私は正食の勉強を続けている。将来も、というより一生続けることになるのだろう。

私の勉強法は、食養の本をあさってこれを読むことと、それを自らの体を実験台にしての体験で確かめることであった。武器は観察と考察の二つしかない。

少しずつわかりかけてきた。それを友人との雑談の中で話しているうちに、私の話を実践し、その結果を私に知らせてくれる人が出てきた。それは心強かった。

そうこうしているうちに、体調不良の方々が私に健康相談を持ちかけるようになり、現在までに数千の実験を重ねることができるようになった。ほとんどの人が体調が良くなったと喜んでくれたのである。

これは東洋医学の正しさを証明するものであった。そして私に自信をつけてくれた。これは決して自惚《うぬぼ》れではない。その裏付けとなる食養理論があるからだ。

その食養理論とは、明治の中葉に陸軍薬剤監であった「石塚左玄」の著書である。その著書名を『化学的食養長寿論』という。初版は明治二十九年である。

そのエキスは〝ナトリウムとカリウムの拮抗《きっこう》原理〟であり、左玄はこれを〝夫婦アルカリ論〟といっている。

私は、その本によって目から鱗《うろこ》が落ちた思いであった。まさに開眼《かいげん》であった。それは、

「食物を人体の側から論じている」

ことであった。

これを知った時のショックは大きかった。

従来の食物研究は食物の側からだけのものでしかない。ここに現在の栄養学の根本的な誤りがあるのだ。

だからこそ近代栄養学に基づく食事で、体がガタガタになってしまったのだ。それは私だけでなく、世界中の人々がその栄養学に基づく食事をとって病気になり、苦しんでいることがわかったのである。

以来、私は〝食物と人体〟の研究に焦点を合わせた研究を始めた。そして石塚理論が恐ろしいほどに〝正鵠《せいこく》〟を射ていることを知ったのである。

石塚理論が生まれてから八十年、それは一般にはいまだに市民権を得ていない。それこそ人類存亡にかかわる超重大事であるにもかかわらずである。

食養論から約四十年後、左玄の理論の実用的展開を行った人が桜沢如一《さくらざわゆきかず》である。如一は中国の易学の〝陰陽論〟とナトリウム・カリウム拮抗論が同一の原理に立つものであることを知り、この二つを統合した新理論を創《つく》り、これを『無双原理・易』という書名で出版した。如一は、この無双原理を〝実用弁証法〟であるといっている。この理論は単に食養法にとどまらず、宇宙全般を論じている。

私の食養法は、この〝石塚・桜沢理論〟を中核としている。左玄の理論は基本原理だけで、食養法にはふれていない。桜沢理論は食養・治病に及んでいる。しかし如一は治病にその理論の展開と実践を行ったが、健康維持つまり病気予防についてはあまりふれていない。

私は桜沢如一のほとんどふれていない健康維持に焦点を合わせて本稿を書き進めてみるつもりである。つまり体調維持である。もしも体調不良になった時には、この段階で正しい食養をすれば病気にはならないという主張を持っている。病気とは体調不良の重くなったものという見解を持っているからである。

健康維持食をとれば体調不良は起こらない。体調不良がなくなれば病気もなくなるのだ。

右のことは、健康維持食さえとっていれば体調不良にも病気にも効くということを意味しているのではなくて、同一の原理に基づいた食事ということで、同一の献立で良いという意味ではない。献立は同一の場合もあれば、違う場合もあることを心得ていなければならないのである。

正食のすすめ

一億総半病人!!　これが現在の日本の状態である。しかも年々病人は増え、国民医療費は二十兆円（当時）を超えている。まさに病人王国である。

なぜ、こんなにも病人が多くなってしまったのだろうか。

それは伝統の民族食を捨ててしまったところにある。伝統食というのは、世界中のすべての民族にとって〝正食〟である。

伝統食というのは、はるか有史以前の何十万年前か知らないが、そこに住む人々が、そこで手に入れることができる可食物について、人命をかけた壮大な人体実験によって作りあげたものだからである。

当然のこととして、それは正しく食養であり、その伝統食の中に正しい食養の原理が隠されているのである。だからこそ人々は生き続けられたのである。しかもこの原理は〝石塚・桜沢理論〟と一致する。

文明国の人々は、その隠された原理に気がつかず、まだ生まれて間もない未熟な科学に頼った食事に換えてしまった。

その食事が間違っていたのである。その報いが文明国の多病化である。これこそ食事が間違っていることの実証であるのに、そのことに気づかず、薬によって病気を治そうとしている。それは惨たんたる敗北であることを具眼の士はいやというほど思い知らされているのである。多くの人々は敗北とは思っていないのだが……。

といって、いまさら伝統食に戻ることはできない。ではどうすべきか。伝統食に戻らなくとも正食の理論、つまり〝石塚・桜沢理論〟がある。この理論を実践することによって病気と短命から救われることは可能である。かくいう私がその生き証人の一人である。

その食事法は現在日本人がとっている一般的なものに、わずかな修正をすればよいという程度のものにしかすぎない。

それを実行しさえすれば、体調はガラリと変わってしまうのである。そこに人体の生理の驚異をハッキリと認識することができるのである。

人体の驚異とは〝自然治癒力〟である。

神は人体（だけでなく、あらゆる生物体）の健康を守るために、精妙無比な生理機能を与えたもうたのである。

現代の多くの人々は、これをほとんど忘れている。そして、いたずらにファッション化した享楽食をとっている。これは正食理論から見たら、大欠陥食であり、大魔食であり、大邪食なのである。そして病気になり、激痛にのたうち回りながら死んでゆくのである。がんがその代表的なものである。

がんだけでなく、昔の四百余病が四万余病にまで増えてしまっても人体の生理を知らず、自然治癒力の認識がないのでは、病は治らない。

われわれは、まず自然治癒力の正しい認識を持たなければならないのである。

自然治癒力こそ、神がすべての生物に与えたもうた〝大慈悲〟である。神に感謝しつつ、この大慈悲にすがればよいのである。

神を恐れぬ人間は、享楽食によって自然治癒力が働けないような状態を、自らの体につくりだしている。だから自然治癒力が働ける状態に戻せばよい。それが正食である。

そうすれば、いかなる病気でも治ってしまい、二度と再び病気どころか、体調を崩すことさえなくなってしまう。

これが〝東洋医学の精神〟である。繰り返していうが、人間には病気を治す力はない。

これを持っているのは神が人体に与えた自然治癒力なのである。だから、人間の務めは自然治癒力が働けるような環境をつくりだすことである。

これは数多くの実例が証明していることであって、毫《ごう》も疑いなく事実なのである。かくいう私も、かなりの実績を持っているのである。

本書は平成九年（一九九七）に致知出版社より刊行された『正食と人体』の新装版です。

第二章　病源食

第三章　正食の原理――化学的食養長寿論

第四章　正食法入門

第五章 完全食玄米

第六章 カルシウム

第七章 健康への道

第八章　血液を清浄化する

第九章　自然治癒力を高める

第一章　塩こそ生命の源

塩こそは生命《いのち》のもとぞ　その昔生命海から生まれたり

人々は塩のことをよく知らない

「塩をとるな血圧が上がりますよ」「減塩しなさい」「塩分控えめに」という減塩キャンペーンの大合唱である。塩はまったくの悪ものにされてしまっている。

そのため日本人の健康はメチャメチャになってしまっているのだ。

そんなに悪い塩を、なぜ危篤の病人に注射をするのか。それはリンゲル液といい、塩化ナトリウムの溶液に、少量の塩化カリウム、塩化カルシウム、塩化マグネシウムなどを加えた液である。

この液で、まさに生命の灯が消えようとしている重病人が救われるのである。

これでも塩は体に悪いというのだろうか。重病人に良くて、健康の人に悪いものがあるはずがない。

人間の血液中には、〇・八五パーセントの塩分が含まれている。pH（ペーハーといって、わかりやすくいえば、酸性・アルカリ性の度合いを表す数値。「七」が中性、「七」より低いと酸性。高ければアルカリ性である）は、七・四の弱アルカリ性である。そのアルカリ性とは塩の濃度で決まってくるのである。

また羊水は塩水である。太古の海水とそっくりだという。この塩水の中で胎児が育つのである。生命を次の代に引き継ぐ胎児は、最高の環境の中で育てられるはずだ。それが塩水なのである。

右の二つの事実は、塩こそ生命の源である証拠である。

ナトリウムは、百ほどある元素の中で活性の強い元素で、体内で原子転換を行いながら変幻自在に数えきれないほどの物質を作り出すことができる。

ルイ・ケルヴラン（フランス国立栄養研究所長）の二冊の著書『生体による原子転換』『自然の中の原子転換』には多くの実例が紹介されている。

だからこそ塩は生命の発生に重大な役割を果たし、生命機能の基本的な役割を演じているのである。これについては後述する。

石塚左玄の「ナトリウム・カリウムの拮抗性こそ食養の基本」という理論も生理の根本を論じているのである。

上杉謙信が武田信玄に塩を送った話はだれでも知っている。塩止めをされたのも、塩を送ったのも、すべて「塩は生命のもと」だからである。

建部《たてべ》清庵《せいあん》は、「キキンの時に人が死ぬのは食物が足りないだけでなく、塩をとれずにいるところへ、山野の草根木葉を食べるためである」という意味のことを述べている。卓見である。これほど重要な「生命の源」を、「塩を控えよ」という誤った理論のために控えて健康を害しているのである。何とあほらしいことではないか。

そこで塩と人体について正しい認識を持ってもらうために、まず塩に関する三つの妄説が、どう間違っているのかを述べることとする。

「塩は血圧を上げる」という妄説

高血圧と塩分の関係を最初に論じたのは、一九〇四年、アメリカのボンジャド博士の「高血圧に減塩療法を行って効果があった」というレポートだといわれているが、あまり問題にされなかった。

戦後、アメリカのダール博士による日本の都道府県別食塩摂取量と高血圧の発生率を調べた結果、「高血圧は塩分のとり過ぎが原因」という早とちりであった。

ところが後にもっと詳しく集落別に分けて調べたところ、塩分摂取量が多くても高血圧にならない集落が多く存在するとともに、塩分摂取量が少ない集落でも高血圧が多いことがわかった。食物との関係を調べ直した結果、白米食が高血圧の犯人だということがわかったが、既存の説を覆すことはできなかった。先入観念のなせる業だろうか。

最も有名なのは一九五三年、アメリカのメーネリー博士の行った実験である。実験用のネズミ十匹に、通常の二十倍の食塩を加えたものを食べさせ、ノドが渇いて飲む水は一パーセントの食塩を加えたものとした。

六か月後に、十匹のうち四匹が高血圧になっていた。この実験は大きな反響を呼び起こし、塩は高血圧の原因として敬遠されるようになったのである。一犬が虚に吠えて万犬がそれを伝えたのだ。

何と妙な話ではないか。血圧の上がった四匹のことだけが問題視され、血圧の上がらなかった六匹はまったく無視されてしまったのである。

こうした細工がどこで行われたか知らないが、そのために「塩をとると血圧が上がる」となってしまったのである。インチキ極まる話ではないか。

これとは別に私には実験そのものに、いろいろな疑問が生まれてくるのである。

通常の二十倍の塩というのを人間に当てはめてみると、一日一〇グラムが通常だとしても、その二十倍だから二〇〇グラムということになる。

こんなに多量の塩分を、六か月どころか一日でもとれるものではない。もしも一日一〇〇グラムずつ二日もとれば、三日目には欲にも得にも体が受けつけない。無理にとれば吐いてしまう。これは後述する私の塩の過剰摂取の人体実験からして間違いない。生物体とはこういうものである。

神の与えたもうた自然治癒力は身体防衛力を持っており、こんなベラぼうなことを絶対に受けつけないからだ。

だから、この実験にはどこかに何かのウソかカラクリがある。

もしも、これが本当ならば、ネズミは人間とは違った生理を持っていることになる。すると、こうしたネズミを実験に使っても、人間には適用できないということになってしまう。

このパラドックスをどう解けというのだろうか。

私の行った多くの実験では自然海塩をとると、血圧は見事に、しかも急速に下がってゆく。例外は一つもない。

自然海塩は高血圧を下げるだけでなく、低血圧は上昇して正常血圧になる。

この一見不可解な現象も、人体生理を理解していれば不可解でも何でもなく、当たり前のことなのである。このことは後にもう一度触れることとする。

ところが精製塩（塩化ナトリウムの純度が九九・五パーセントのもので、食卓塩がこれである）をとると、血圧が上がる。多くの人が体験していることである。これは精製塩が食物ではなくて有害な〝薬品〟だということである。

人間が普通とっている食物に純粋なものは一つもない。こうした食物に順応してできている体には、自然界にない純粋な物質をとっても体にはそれに順応する力がない。さまざまな副作用が起こる。その一つが高血圧である。精製塩は毒物なのである。

余談だが、純水や純酸素は赤血球を分解してしまう。純粋なものは、いかなるものでも人体に対しては毒性を持っているのである。

ＷＨＯ（世界保健機関）の「塩分は一日四〜五グラム」という指導の誤り

アメリカのM委員会（アメリカ上院栄養問題特別委員会、委員長が大物議員マクガバンなので略称をM委員会といっている）の指導のごときは、さらに少なく、「一日三グラム」という指導を行っている。

これは明らかに間違っている。というのは、これは「調味料の量」を指しているのだが、塩というものは、調味料だけから摂取しているのではない。食物の中には必ず塩分つまりナトリウムが含まれている。それをまったく無視しているからだ。

表1　ナトリウムとカリウム含有量

植物性（可食部mg／100g）			
食品名		ナトリウム	カリウム
穀物	玄米	2	250
	精白米	2	110
	小麦粉	2	460
	食パン	520	95
	うどん（ゆで）	45	6
	そば（〃）	22	34
	中華めん（〃）	40	85
野菜	さつまいも	13	460
	さといも	1	610
	じゃがいも	2	450
	大豆	1	1,900
	豆腐（絹ごし）	4	140
	小豆	1	1,500
	かぼちゃ	1	330
	キャベツ	6	210
	きうり	2	210
	こまつな	32	420
	ごぼう	6	330
	だいこん	14	240
	玉ねぎ	2	160
	ねぎ	1	180
	にんじん	26	400
	れんこん	28	470
	トマト	2	230
	ほうれんそう	21	740
	なす	1	220
果物	オレンジ	1	190
	バナナ	1	390
	かき	1	170
	りんご	1	110
	なし	2	140
	ぶどう	1	130
きのこ	しいたけ（水煮）	14	240
	なめこ	6	90
海藻	こんぶ（干）	3,100	7,500
	ひじき（〃）	1,400	4,400
	焼きのり	130	2,400

動物性（可食部mg／100g）			
食品名		ナトリウム	カリウム
魚類	天然あゆ	70	370
	うなぎ	65	250
	こい	49	370
	にじます	75	160
	あじ	150	270
	あまだい	80	400
	まいわし	360	340
	かつお	44	410
	かます	160	420
	かれい	180	360
	きす	140	450
	さけ	95	330
	さば	86	300
	さんま	80	140
	まぐろ	50	480
貝類	えび	330	260
	いか	200	290
	あかがい	300	290
	あわび	480	250
	かき	500	250
獣肉	和牛肉	50	320
	輸入牛肉	60	340
	豚肉	60	320
	鶏肉（ささ身）	40	280
加工品	ロースハム	1,100	210
	ベーコン	860	200
卵	鶏卵	130	120
	うずら	130	150
乳製品	生牛乳	50	150
	クリーム	43	130
	ヨーグルト	50	140
	全粉乳	430	1,800

（科学技術庁資源調査会編
四訂　日本食品標準成分表準拠
食品成分表）より抜粋

表1のナトリウムとカリウム含有量を参照していただきたい。植物性食品と動物性食品では、ナトリウム（カリウムも）の含有量が大きく違う。

狩猟民族（欧米人）は肉食だから、食物自体の中からかなりの量の塩分をとっている。ロースハムやベーコンの好きな人と嫌いな人では、ずいぶん塩分の摂取量が違う。

それに対して農耕民族（日本人、アジア人、アフリカ人）は肉食人種から見ると肉や魚を食べる量が少ないから、塩分摂取量の不足を来す。だから、その不足分をミソ、醤油、塩漬けなどで補っている。日本人以外の人種が塩分の多い調味料や塩漬けを使っていないのはそのためである。日本人でも肉や魚介類を好む人とあまり好まない人がいる。

つまり塩分というのは、ところにより個人によって食物から摂取する塩分の量が大きく違う。それを、調味料だけ一日一〇《グラム》と指導をするのは間違っているのだ。

こんな大切なことが間違っているのだから、指導を受ける人がこれを真に受けて〝減塩げんえん〟と言っている。一般大衆は大迷惑である。このために、いかに多くの人が健康を害しているかを考えると、背筋が寒くなる思いである。

では塩分の正しいとり方は何を基準にしたらいいか、ということになる。個人差があるのだから、厄介であると心配する必要はない。それは、

自然治癒力にすべてを任せる——つまり神のご意志に従えば良い。

自然治癒力の指令によって自律神経が精妙無比なコントロールを行っているのだから、すべてをこれに任せたらよい。それは、

自分の好みの塩味で食べたいだけ食べる

という最も簡単な方法である。人間の浅知恵などまったく不要なのである。

といっても、いままで「塩とるな」のキャンペーンによって自己催眠にかかっているかもしれないから一度、いや二〜三度、食後にノドが渇くくらいにまで塩分をとると良い。ノドが渇けば水を飲めばいいのだ。また、つい食べ過ぎて塩分の過剰摂取でノドが渇いた時も水を飲めばいいのだ。

ところで塩について知っておかなければならない大切なことがある。塩をそのままとったのでは、血管から細胞に塩が入りにくい。動物は鉱物を消化する能力を持っていないか、持っていても極めて弱いからである。鉱物を消化できるのは植物である。つまり効率が悪いので食物と同時にとるか、薄味にして飲んでもらいたいのである。

塩分をとり過ぎることは不可能である

「塩分をとり過ぎないように」という指導が一般に行われているが、こういう人は本当にとり過ぎが起こるかどうかの人体実験をしていない人である。無責任ではないだろうか。

そのために、どれだけ多くの人々がとり過ぎを恐れて塩分不足を起こしているかわからない。塩分をとり過ぎることとは、事実上不可能なのだ。例を挙げて説明しよう。

K社長の奥さまは手首の内側からひじにかけて腫《は》れ物ができて、医者に診てもらったら手術をしなければダメだといわれた。奥さまは手術が大嫌いなので困っていた。

K社長は、私の話で知っていた〝卵醤《らんしょう》〟（生卵に醤油を加えたもの・後述）を奥さまに飲ませた。「三日以上は続けないように」という私の注意はご存じだったが、構わずに毎日一個とり続けさせた。

奥さまは嫌がるのに、無理に飲ませた。そして七日目、欲にも得にも体が受け付けないのに、強制的に飲ませた。目をつむり、息を止めて飲んだところ、ガバッと吐いてしまった。自律神経のなせる業である。

もう塩分は十分とったので、これ以上飲んだら体に悪いから吐いてしまったのである。

K社長は体調調整のため卵醤を毎日一個ずつ飲みつづけたが、六日目頃からは、卵醤を入れた器を口に近づけると、「ムッ」と醤油のにおいがして胸が悪くなり、どうしても飲めなくなってしまったという。三日ほど休んで一個飲んだが、その翌日は我慢にも飲めなかったという。

私自身の実験もある。辛口醤油を小型のコップに半分ほど入れて水で倍に薄めて一気に飲んでみた。塩分は一〇〜一五㌘程度であろう。すると胸がむかつき、ガバッと醤油を吐いてしまった。

次には醤油の量を前回の半量ほどに減らして飲んでみた。今度は吐かなかったが、五分ほどたつと、猛烈な下痢が始まった。五分間に数回の下痢で終わり、あとは何事もなかったような状態になってしまった。

M社長も右の私とほとんど同じような実験をやって、同じように下痢をし、あとは何ともなくなってしまったという。

別の実験として汁も菜も漬物もやや塩辛くしたり、醤油をかけたりして、徐々に塩分過剰の状態に持っていった。ノドが渇くので水を飲むが、それも少量で止めた。

二週間ほどたった頃、無性に果物や甘いものが欲しくなってきた。どちらも塩分中和食である。結果が出たので、この実験は中止した。

H氏は堂々たる体格の偉丈夫である。豪快に食べ、豪快に飲む。嫌いなのが甘いものと果物である。そのH氏は時々やたらに生野菜が食べたくなり、二〜三日はもりもり食べ続けると、ピタリと生野菜を食べなくなって、また豪快食に戻るという。生野菜は過剰塩分中和食である。

Y氏も頑健そのもので病気とはまったく無縁である。H氏とまったく同様なことを私に話してくれた。

右の程度の実験では決して十分とはいえないが、過剰塩分をとることは不可能であり、徐々に塩分過剰に持っていっても、ある限界に達すると、塩分中和食をとりたくなる。

いずれの場合でも、自律神経の働きによって過剰塩分防止や中和作用が行われるのだ。

これは神の摂理で、生物の生命や健康を守り、維持するための自然治癒力という防衛システムを与えてくださっている証拠である。

なんとありがたい神のご意志であろうか。われわれは謙虚な気持ちと感謝の心で、このお恵みをいただくべきではないだろうか。

卵醤

卵醤というのは読んで字のごとし、生卵にタップリと辛口醤油を混ぜたもので、塩分の緊急補充に使うものである。

処方は、有精卵（手に入らない場合は無精卵でもいたし方ない）一個を器にとる。この場合、黄味も白味も全部、黄味に白いひも状のものがあるが、それも取り去らない。文字通り全部である。「正食」の基本条件は、「いかなる食物であっても〝全体食〟でなければならない」というのがある。だから全体食のできない大型の魚は失格で、頭から尻尾まで全部食べられる小魚——いわし、ししゃも、どじょう、じゃこ（煮干しのこと）などがよい。

この生卵に、殻の片方になみなみいっぱいの辛口醤油を加えたもので、これをかき混ぜて飲む。

醤油の中の塩分は大型卵で四〜五グラム、小ぶりの卵で三グラム程度である。リンゲル液に換算すると、三〇〇cc〜五〇〇ccである。それほど強力である。食前、食中、食後、食間いつ飲んでも良い。

まれに吐いてしまう人がいるが、この時は二回に分けて飲む。食中だと吐くようなことはない。

用法は一日一個（非常の場合だけ一日二個、または一度に二個までは良い）として、三日か四日続けたらいったん中止して、一週間後くらいから一日一個で二〜三日続けたら中止する。それ以後は、一週間に一個程度とする。これは本人の体質により個人差があるから、どのくらいの間隔で飲んだらいいかは自分で見つけること。毎月一日から三日まで一個ずつ飲み、あとは翌月まで飲まないという人もいる。

子供に飲ませる時には、大人との体重比の量とする。また嫌がる場合は醤油の量を半分くらい（にしなくとも差し支えない）にして卵焼きとして分食させる手がある。

塩分が十分に体にゆきわたると卵醤を飲みたくなくなるから、この時は飲む必要はない。すべて自然治癒力に任せることが正しい。

特別に塩分不足の人や卵が小ぶりの場合には、五日でも七日でも連続して飲んで良い。そのうちに飲みたくなくなるから、その時に中止すれば良い。無理に飲み続けてはいけない。また生卵をご飯にかけて食べるのは、日本人の発明した健康食の傑作である。醤油の量は本人の好みで良い。そして食べ続ければ良い。

これだけで体調はまったく変わってしまい、体はぽかぽかして気持ちが良い。冷え性なんかは、どこかへ飛んでしまう。不思議なくらい疲れなくなって夜は寝つきが良くなって熟睡し、朝は六時頃（五時頃になったらなお良い）には自然に目が覚める。

〝塩とって目覚め爽《さわ》やか今朝の空〟という気分を味わうことになる。

寝起きが悪いのは塩分不足の証拠である。決して体質ではない。そして朝型人間と夜型の両方兼備となる。「朝起きた時に三十分～一時間は頭が十分に目覚めていないから云々」という説は間違い。これは塩分不足の人だけのことである。塩分十分なら目覚めた瞬間に頭も同時に覚めて、クルクル回転することを実感することができる。熟睡するからである。

スタミナは十分になり、朝の通勤ラッシュにもまれても平気の平左である。だいたい朝の通勤に一時間や二時間立ちっ放しで、押し合いへし合いをして疲れてしまうなんてのがどうかしているのだ。塩分十分ならば、こんなことは絶対にあり得ないことである。

過労死なんてのは典型的な塩分不足で、塩分十分ならば、過労死したくとも、その望みは絶対にかなえることはできない。卵醬一日一個で良い。

また〝会社ストレス症候群〟といわれているさまざまな症状がある。出社拒否症、出向拒否症、帰宅恐怖症、管理職症候群、海外勤務症候群、人事異動症候群など後から後から生まれてくる。何という〝ひ弱〟な症候群だろうか。これでは会社勤めなどできないではないか。

このような症候群をハネ返すのは、塩分を十分とる以外にはあり得ない。ウソだと思ったら、塩分をモリモリとってみてください。塩分とり過ぎは絶対に起こらないのだから、安心して十分な塩分をとってください。

そこで一つ、老婆心（？）から申し上げておきたいことがある。

それは「塩」と私が書いているのは、専売局の食卓塩は塩ではなくて化学薬品だから論外として、生理作用としての「塩」と、食物としての「塩」との違いについてである。

生理作用の塩とは「塩化ナトリウム」という化合物のことであるが、食物としての「塩」というのは食物中の塩と調味料としての塩の合計である。

その自然海塩のとり方であるが、先にも述べたようにこれを塩だけ水に溶かして飲むのは効率が悪いから、飲んではいけないわけではない。もっと効率良くとるために塩として単独にとるのではなくて、ゴマ塩、ミソ、醬油、漬物、梅干し、たくあん、塩と油のいためものというように食物と組み合わせてとるのが効率がよいことを心得ておいていただきたいのである。

これは食物にある〝酵素〟の働きで、効率が非常に良くなるからである。

卵醬をとったら

◉大谷さんの手紙（花粉症と中耳炎）

前略失礼させていただきます。先日は本当に有難うございました。

先生に卵醬油を教えていただきまして、うれしくてうれしくて、あの日より、マスク、眼鏡は一切やめました。

目は一週間ぐらいしてからスッキリ、鼻は少々遅れてクシャミは無くなり、痒《かゆ》さは少々残りました。

まあ可哀想にと、花粉症の人を見ては、反対に私が同情するようになりました。

昨年六月に中耳炎になりまして、夏も冬も中が痒くなっては、ブジュリブジュリと臭い汁が出まして、聞きとりは悪く、頭の上を袋で覆っているような感じがしてました。別に治療等しておりません（注射と薬が大嫌い）でしたが一週間位前から乾き始めまして痒さも感じなくなりまして……。

これも皆卵醤油のおかげと感謝いたしております。

昨年まではまだもう何日と空を見上げては晴天をうらめしく思いましたのに……。でも今年の桜は〝顔丸出し〟で眺めることができました。本当に有難うございました。

お礼が遅くなりまして申しわけございません。どうぞご自愛の程お祈り申し上げます。

かしこ

大谷　京子

何と中耳炎は卵醤で治るのである。中耳炎は塩分不足で起こる病気なのだ。

手紙の主の大谷さんは、山口市の米山荘に勤めておられる。

私が初めて米山荘に泊まった時、お客さまとの夕食時に私の悪いクセで機会があると食事と健康の話をする。皆さん結構喜んで聞いてくださり、いろいろな質問も出る。

その席でサービスをしてくださっていた仲居頭の良栄さんが「実は私のところの従業員に長年ひどい花粉症で苦しんでいる人がいる。花粉症の時期には終日マスクをしており、部屋の掃除には窓を全部閉めてしまう。ティッシュペーパーは大箱を一日一個使い切ってしまうほどで、かわいそうで見ておられない」とおっしゃる。「では、この場で治してあげましょう」と私はその人を呼んでもらった。その人が大谷京子さんだった。

そして卵醬の説明をしながら一個飲んでいただいた。「二十分で効果が出始めますよ」と私は予告して、その場にいてもらった。

十分たった時に大谷さんは「涙が止まりました」とおっしゃった。そして二十分たった時に「鼻づまりが治って、とてもさわやかです」ということになった。お客さまも良栄さんもビックリしてしまった。私の予告がこんなにも見事に当たったからである。

あとは大谷さんに卵醬の服用法を教えた。

翌日の夕方、仕事を終えて米山荘に帰ってきたら、大谷さんが飛んできて私に最敬礼でお礼である。大谷さんは「私はいままで朝目が覚めても、しばらくは視力がまったくなかったのに、今朝は目覚めた時に視力がありました。ウレシクテウレシクテ」とおっしゃったのである。こういうことになるので、私はどんな症状はどこが悪いかとか、治る時にどういうふうになってゆくか、何分くらいの時間で何が起こるかというようなことをいろいろ知っているのである。

◉花粉症と高血圧が同時に……

ある年の沖縄のムーン・ビーチホテルでの社長を対象とした〝経営計画実習ゼミ〟でのことである。

第一日の朝食時にK社長が「花粉症でもう十年も苦しんでいます」とおっしゃるので、「ここにいる一週間で治してさしあげますよ」と申しあげた。

そして毎朝卵醤一個を四〜五日続けることを実行していただいた。食事は玄米にゴマ塩、場所は海辺（潮風が吹く）という絶好のコンディション、たった三日で花粉症が治ってしまった。それには同室のT社長が目を丸くして驚いてしまった。

帰宅後は、ミソ汁の濃いものを一日四杯とり続けたという。すると思わぬことが起こった。高血圧が治ってしまったのである。いままでどうしても下がらない血圧がである。

私はいままで高血圧の人を数十人、卵醤で治している。血圧が二百以上の人だと、一日に十〜二十くらいの割合で百五十くらいまで「アッ」という間に下がってしまう。それ以降は徐々に下がる。この頃は卵醤をやめて濃いミソ汁に切り換えるのだが……。

また低血圧の人は卵醤で血圧が正常に戻る。数人の実験で例外なしに治ったのである。

高血圧も低血圧も、どちらも卵醤で治るとは……。

◉痛風が一時間たらずで……

福岡の社長ゼミでのこと、沖縄のN社長から「知人のT社長がもう何年も痛風で悩んでいるが……」との相談を受けた。N社長は三年ほど前に、どんな体調不良だか忘れたが、たった一言で治してさしあげたことがある。

「では昼の会食（私は参加された社長さん方と順番に昼の会食をしている）にお呼びして治してさしあげましょう」ということになった。会食の席上で十五名ほどの社長さん方に、「T社長の痛風を、この会食が終わるまでに治してさしあげます」と生き証人になってもらった。

すると一人の社長が「私も十年以上痛風で悩んでいます」とおっしゃる。「では一緒に治してさしあげましょう」ということになって、お二人に卵醤を飲んでいただいた。

会食は一時までの一時間である。終わる直前に、お二人に痛みはとれたかとお聞きしたら、お二人とも痛みがとれたという。風が吹いても痛い痛風が、お二人とも動かしてみても押してみても痛くないというのである。

私は「いまは痛みがとれていますが、完全に治っているわけではありません。これから申し上げる食事を守ってください」と簡単な食事法を申しあげた。それは、

一　卵醤は四～五日間一日一個とし、あとは濃いミソ汁一日三～四杯をとること。

二　ゴマ九、塩一のゴマ塩を、毎食コーヒースプーンで二～三杯以上とること。

三　水は極力控え、果物と甘いものと生野菜をやめること。

四 精白米だけでなく、押麦、アワ、ヒエ、キビなどを二〜三割混ぜて食べること。

これだけである。そして翌日の定期ゼミでT社長に具合をお聞きしたら、痛みはまったくなくなってしまったとのことであった。

◉原因不明の慢性頭痛が……

S建設のI部長は、何年間も原因不明の慢性頭痛で悩んでおられた。CTスキャナーで調べてもわからないので、あとは切開してみるよりほかないと医師からいわれているという。「そんなの、簡単に治りますよ」と私。いままで何人も治してさしあげている私である。卵醤を飲み、あとは水と果物と甘いものと生野菜をとらないようにという注意である。その朝十時頃飲んだ卵醤で夕方には頭痛が軽くなったという。そして三日ほどで治ってしまったというご返事をいただいた。

◉二十分で膝痛が治る

水戸一倉社長会の宴会の時である。きれいどころの姐《ねえ》さんが四人呼ばれていた。その中の最年長の小太郎さんは、長年の右膝痛で立ち居振る舞いもままならないという。踊りができないので、もっぱら三味線弾きである。「二十分で治してあげようか」と言うと、「ウソー」と言う。「担ぐなら、もっと気の利いた担ぎ方をするよ。とにかく試してみないか」と説明して卵醤を一個飲んでもらった。

それを見ていたY社長が「オレも付き合うか」とおっしゃるので、「社長やめたほうがいいですよ。あなたのような超陽性の人が飲んだら、今夜の酒もまずいし、一晩中眠れませんよ」と申しあげたが、私のいうことを聞かずに飲んでしまった。

小太郎さんはY社長と私の間に座ってサービスをしてくれていた。私は時計を見ていて二十分になったので、「立ってごらんなさい」と言おうとしたら、小太郎さんがスーと立ち上がった。「立てたね」と私が言ったら、彼女は「アレッ、私はいつ立ったのだろう」と言いながら膝を曲げたり伸ばしたり、サスってみたりして「痛くないわ」と大喜びである。

サア、後が大変。私の横に座り込んで、「年とった母親が糖尿病で困っているが、どうしたら治るか」ということになって、とうとう糖尿病の食箋《しょくせん》を書かされてしまった。

一方、Y社長は酔いがすっかりさめて、しらけてしまった。いくら飲んでも酔わないからである。翌朝Y社長は「ゆうべはヒドイ目に遭いましたよ。飲み屋とクラブのハシゴを四軒したがまったく酔わず、ゆうべは眠れませんでした」と。

◉完全下戸《げこ》が手酌で酒を飲みだした

K社長は下戸も下戸の大下戸である。日本酒はオチョコ二杯で完全にダウンである。ある日の酒席で酒が飲めるようになりたいかどうかを聞いてみると、飲めるようになりたいという。

では、ということで卵醤一個。十分ほどたったところで私にいわれて恐る恐るビールを一口飲んだ。何ともない。また少し飲んでみた。

ついにグラス一杯飲めた。「不思議ですね」と言う。スローペースながら、二杯目を飲みだした。同席の人々はK社長がまったくの下戸であることを知っているので、皆驚いていた。しばらくたった時、私がフト気がついてみると、K社長は左手に杯を持ちながら、右手にお銚子を持って手酌でやっていた。君子豹変《ひょうへん》どころの騒ぎではない。

後日、その後のことを聞いてみると、卵醤のおかげでとお礼をいわれた。

卵醤の威力はかくのごとし。まだある。若い者が一気飲みで急性アルコール中毒になった時に、救急車など不必要。卵醤を一個飲ませれば、たちまち治ってしまう。そんなことにならないように、また接待で「今夜はヤバイぞ」と思った時には、あらかじめ卵醤一個ですべて万全である。

また二日酔いの時にも卵醤が一番効く。そのうえ熱い風呂に入れば、もう万全である。

◉腰痛は治ったが……

A社長に初めてお目にかかった時、連れの社長に私のことを聞いていたのだろう。「腰痛がひどくて困っている」とおっしゃる。A氏の手のひらに触ってみると、グッショリとぬれている。これは血中塩分不足のために、手のひらと足の裏から水分を体外に排出して血中塩分濃度を高めている状態である。その証拠に、この冷汗には塩分がない。寝汗は塩分があるのに……。これが人間の生理である。

そこで卵醤一個で塩分補充である。二十分ほどで腰痛は退散である。三日ほど続けることを申し添えた。

翌日の朝昼も一緒だった。調子はどうかと聞いてみると、A社長いわく「腰痛は治りましたが、前のほうが硬くなって処置に困っています」と。連れの社長が「早く嫁さんをもらえ」と冷やかしである。

済州島の合宿ゼミの時のM社長は、六十歳をとうに過ぎていた。顔はスッカリたるんで、全体に生気がなかった。

第一日夜、六～七人の社長さんたちと夕食をともにしながら、私の持病の健康談義である。その時に、皆さまに卵醤を飲んでいただいた。

翌朝、M社長が私のところへ来て声をひそめて、「一倉さん、今朝は十年ぶりに硬くなりました」と大ニコニコである。

それ以後、M社長は実習中は必ず自然海塩を置き、時々これをつまんでは口に入れていた。一か月ほどたってお目にかかった時、顔は引き締まって精悍《せいかん》な容貌《ようぼう》に変わっていた。とても一か月前と同一人とは思われないほどであった。全身に精気が漲《みなぎ》り、健康を手に入れた自信が歩き方にも表れていた。私は嬉しかった。

◉ゴルフでもこむらがえりが起こらない

沖縄での合宿ゼミの休日のゴルフの時であった。

パートナーの一人であるY社長が、「私は夏にゴルフをすると（この時は四月で本州の夏くらい暑い）こむらがえりが起こることがありますので、今日もひょっとするとこむらがえりが起こるかもしれません。その時はリタイアさせていただきます」とおっしゃった。私は「そんなもの卵醤を飲めば起こりませんよ」ということで、クラブハウスのレストランで卵醤一個飲んでいただいた。

Y社長は「後半になると、いつ起こるかと心配していたが、ついに起こらなかった」と。帰りの車の中でY社長は「一倉さん、不思議ですね。それに今日は足がとても軽かったのです。いまふくらはぎを触ってみると、柔らかいのです。こんなことは、いままでありません」と大喜びであった。

翌日の朝食の時、「昨日はあれから海に入って泳いでみましたが、それでも何ともありませんでした」と。これもいままでなかったことであるという。しかもゴルフを一ラウンドした直後にである。

沖縄から帰って間もなくY社長よりお手紙があった。「卵醤のおかげで先日のコンペでは新記録のスコアで優勝しました。卵醤万歳」と。Y社長は完全な〝塩分党〟になってしまったのである。そして家族全員がいままでの〝塩分控えめ党〟から〝愛塩党〟に変わってしまった。そのために家庭が一遍に明るくなってしまったという。「子供たちはパパがこの頃怒らなくなったと私の株が上がりました。妻も体の調子が良くなり、実家に帰った時に父母に塩談義をしてくるという。父親は医師なのです」となってしまった。

ご長男は大学のラグビー部だが、いままでは練習して家に帰ってくると、玄関で倒れるように寝そべって、しばらくは動こうともしなかったのに、愛塩党になってからは家に帰ってもそんなことはまったくなくなってしまったという。それどころかピンピンしていて「お母さん買物があったら僕が行きますよ」と母親を喜ばせるほどになったという。

新春の、東京——箱根間の大学駅伝競走で寒さが厳しい日には、よく選手がこむらがえりを起こすということだが、これをなくす方法をあなたはおわかりになったでしょう。

なぜ、こむらがえりが起こるか、また長距離で〝アゴが上がる〟という現象も、すべて血液からの塩分補給が不十分になったからです。

◉〝孫の手〟がいらなくなった

S社のH会長は七十歳にまだ二～三年ある。

ある冬の日の夕方、社長、役員と一緒にホテルに私を迎えにこられた。会食のためである。ロビーに降りてみると、会長はコートの襟を立てて体を縮めるようにして待っておられた。顔色は真っ青である。

会食の席で会長の体調をお伺いした。もともとの寒がりで、冬はとくに体調が良くないとのことである。夜は何回もトイレに起きるので安眠できない。それに温まってくると、背が猛烈に痒いので枕元にはいつも〝孫の手〟を用意しているという。五十肩で左手は動かすのも大儀で、おまけに左手の手のひらが硬直していて、はし置きを乗せても痛くて耐えられないということである。塩分大欠乏症である。

私は卵醤をお勧めした。そして私を含めて四人で卵醤を飲んだ。私はその晩寝られなくなるのを覚悟してである。

しばらくすると、会長は「アレッ」と声を出された。何の気なしに卓上にあったはしの枕を左手に乗せたところ、痛くないというのである。全身がポカポカして心地良いという。

私は「左手はどうですか」と聞いてみた。会長はまた「アレッ」である。左手が肩より高く上がるのである。

翌朝、昨夜の様子をお伺いしたところ、トイレに二回しか起きずに、かなり安眠に近かったという。いままで背が痒くて孫の手の厄介になったのに、昨夜は使わずに済んだということである。

私は例のセミナーの時の会食で、お招きした社長さん方に五十肩の方はおられないかお聞きする。時々というよりも、かなりの頻度で五十肩の方がおられる。この時は「皆さん、ここにおられる五十肩の社長さんを二十分で治してさしあげます……」と予告してその方に卵醤を飲んでいただく。

二十分たつと、大抵の手が垂直に上に上がる。上がり方が少ない人でも水平よりも高くなる。そういう方には、「明朝卵醤を飲めば垂直に上がりますよ」と申しあげるのである。

◉一か月治らないカゼが三日で治る

N社にお伺いした時に、N社長はもう一か月もカゼが治らず、薬を飲み注射をしてもらっているが、サッパリ良くならないという。

「卵醤二〜三個で治りますよ」とお勧めした。次回お伺いした時に聞いてみたら、三日もたたずにカゼが治り、一か月後にまたカゼ気味だったので卵醤を一個飲んだら治ってしまったという。カゼグセが悪かったというN社長は、それっきりカゼにはあまり縁がなくなってしまったという。「カゼを引いたな」と思った時に卵醤一個でケロリと治り、カゼを引くのがダンダン間遠になったという。

◉腱鞘炎

札幌の社長ゼミの後、お世話になったクラブのママR子さんらとパートナーでゴルフである。R子さんは腱鞘炎《けんしょうえん》で右手の人差し指と中指が痛くて、うまくクラブが握れないという。昼食時に卵醤を飲んでいただいたら、午後のスタート時には痛みがトレてしまっていた。R子さんも〝愛塩党〟になり、お店に来られるお客さまの体調不良の方に卵醤を勧めては喜ばれている。

塩とって血圧上がるか上がらぬか自ら試してみるが賢き

塩の威力

◉第一話　寝たきり老人がアッという間に

出張中の宿泊先のホテルにＭ社長から緊急の相談の電話が入った。

Ｍ社長の奥様の九十二歳のご母堂が老衰で、医師からも身内の人にそれとなくお別れのお見舞いをしておくようにといわれているが、奥様が「何とかもう一度丈夫になってもらいたい。何とかならないか」ということで私への電話での相談である。

私としても、「それは無理では……」と思ったが、とにかく打つ手だけは打ってみようと、処置のアドバイスを申しあげた。

〝自然海塩を足の裏にスリ込む〟ということである。

「シーツがぬれないように何か敷物をして、お湯に浸して温かくしたタオルで足首から下をよく温め、足の裏をお湯でぬらしておいて自然海塩をスリ込む。へちまか亀の子たわしで軽くこすること。力を入れると皮膚を傷めるから軽くて良い。塩の浸透力で体内に塩が浸透していくからだ。スリ込む時間は五分~十分、それ以上ならなお良い。あとは、塩分の強い飲み物と食事をとらせること。塩のスリ込み回数は一日何回でも良い。薬ではないのだから、過ぎるということはないから心配する必要はない」

と、たったこれだけである。

三~四日後の連絡の電話では、一日一日元気が出てきているという。そして塩をもっとスリ込んでくれという患者の希望である。

スリ込んであげると「気持ちがいい」といわれるという。

しばらくして、「とても元気になった」というお電話があり、濃い目に味付けした〝煮込みうどん〟を喜んで食べておられるという。私は「それはスゴイ食物だ。塩分補充の最良の方法のひとつだ」と。

たちまち丈夫になったご母堂に、肩すかしを食ったのは親せきの人々だった。

第二話

友人のT君が田舎の八十歳になる母親を引き取った時には、塩不足のため歩行も杖《つえ》にすがって数歩歩くのがやっとのことで、そのうえ、おもらし。体はブクブクにむくんでいた。

ベッドのそばに床上便器を置いたが、自分で起きて何とか用を足せる程度だったという。

食事はT君の家族と同じものだったが、「塩とるな」のキャンペーンなど気にかけるどころか、マイペースのかなり塩分のきいたミソ汁や副食であった。粗食である。

三日目頃から母親は動けなくなってしまい、オムツを当ててやらなければならなかった。全身が痛み、オムツを替える時には、T君夫妻の二人がかりであったが、腰を少し持ちあげるだけで「ギャー」と叫ぶほど痛がった。これは〝好転反応〟である。

「医者を呼んでくれ」という母親の言葉も聞き流していた。効果がないことを知っていたからである。

母親は恨めしそうであったが、知らんふりしていた。そして塩のきいたナメミソ、野菜の煮つけ、漬物、メザシなどを食べさせていた。果物や甘いものはやらなかった。

寝ついてから十日目だったというが、母親が「今朝は気分がいいよ」というのである。

その時は、あれほどむくんでいた顔はムクミが取れて引き締まり、足もムクミがとれて、やせた老人らしい足になっていた。

体が軽いから起こしてくれというので起こしてやったら、そろそろとだが一人でベッドを下りて便器で用を足したのである。

その日から一日四〜五回の用足しは自分一人で行うだけでなく、そのたびに便器の周囲を歩き、次第にその輪を広げていった。

一週間たった時、杖をつきながらだが、隣室の茶の間まで歩けるようになった。

さらに一週間、今度は「庭に出たい」という。T氏は喜んで介添をしてあげたのである。

年寄りというものは、自分が老いたことを認めたがらないものである。「まだ若いものには負けない」と、一人で歩くことも覚つかないのに、「なに一人で大丈夫だ」と強がりをいって一人で歩いて転び、けがをするということになる。

その老人が欲にも得にも歩けなくなって〝寝たきり〟になるのだ。それは自然治癒力が「歩いてはいけない。歩くと大変なことになりますよ」という警告なのである。

それを運動させなければと、ムリヤリ起こして両側から介添して歩かせるという誤りを犯しているのだ。

これは歩かされるほうでは、地獄の責苦にも似た大苦痛。それを我慢しているのは「断ったら、あとの介護をしてもらえないのでは……」という思いがあるからなのである。寝たきり老人を歩かせるのは、老人を苦しめるだけだとわかってほしい。

人間の生理の理解があれば、〝オモラシ〟も〝寝たきり〟も〝ボケ〟もなくなってしまうのである。これは〝塩分不足〟という、一つの原因から起こる〝違った症状〟だからである。

その実証は世界三大長寿地といわれるロシアのコーカサス地方、エクアドルのビルカバンバ、パキスタンのフンザには、寝たきり老人はいない。正しい食事をとっているからである。

日本でも長寿地の一つ山梨県上野原町（現在、上野原市）の棡原《ゆずりはら》地区には寝たきり老人はいない。その棡原も戦後に〝文明〟が押し寄せて、若い人々の健康をメチャメチャにしてしまっている。そして八十歳すぎの老人が息子の葬式を出しているのだ。

それは、まさに現代日本の縮図といえよう。

現代文明というものは、人間の健康を破壊してしまうという恐ろしい一面を持っているのである。

「人間にとって何が幸福なのか」を問い直す必要があるのではないか。「健康に勝る財産なし」といわれているではないか。巨億の財産を手に入れながら病苦にさいなまれ、がんのように鎮痛剤も効かず、言語に絶する苦痛の中で死んでいく人々が大勢いるのだ。

長寿地には、がんも心臓病も脳出血も糖尿病もゼンソクもないのだ。

がんで苦しみ心臓病で過労死をし、脳出血で半身不随となり、糖尿病でセックスの楽しみを奪われ、ゼンソクの発作で〝息〟もできない苦しみをなめなければならない。このようなことは、正食党にとってはまったく無縁のことである。

◉白内障で視力〝ゼロ〟が二週間で……

M社のM会長は八十歳に間もないご老齢だった。M社にお伺いしてしばらくして、M会長の左目が白内障で視力ゼロになっていることを知った。

この上右目が視力を失ったら大変だ。右目を守ってさしあげたいと思い、M会長に自然海塩のホウジ茶溶液で朝晩両眼洗浄することをお勧めした。

ホウジ茶は海塩の働きを強めるからだ。

三か月ほどたってからM社にお伺いした際に、M会長に両眼の状態をお伺いしたところ、二週間で左眼が視力を回復し、視力は〇・三であるという。いまは自ら自動車を運転しているというお返事であった。

◉瞬間的に視力が上がる

宮崎の実習ゼミの時である。Y社長からの健康相談である。「最近非常に疲れる。そして物忘れが多くなった。そのうえ視力が落ちて困っている」という。それでは社長の激務は務まらない。体調を整えることが先決である。

「では……」というわけで、まず視力テストである。ご自分の名刺を取り出していただき、住所が明瞭《めいりょう》に読み取れる目からの距離を計ってみた。二十五^{チセン}だった。

そこで私はいつも持ち歩いている目薬（自然海塩を水で溶いたもの）を左右の目に二〜三滴ずつ点眼していただいた。ものすごくシミるという。シミがおさまったところで、先ほどと同様に名刺で視力テストをしていただいた。何と三十三^{チセン}に伸びていた。点眼から一分足らずである。

一分足らずどころか、実は点眼の瞬間にパッと視界が明るくなる。テレビを見ながら点眼すると、視力が弱くテレビの画像がチラつく人は点眼の瞬間にチラつきがピタリと止まってしまう。人体の反応の驚異的なスピードは、かくのごとしである。

話を元に戻して、Y社長はビックリ仰天してしまった。

次に卵醤を一個飲んでいただいた。だいぶひどく体調を損ねておられるので、醤油は基準の五割増しであった。五割増しどころか二倍でも、こうした強度の塩不足の人には差し支えない。

ただし、この場合は食事中とすること。または四～五時間たって二個目を飲む。さもないと吐いてしまう恐れがあるからである。

あとは例によって食事の注意である。水は極力控える、果物、生野菜、甘いものは厳禁。ミソ汁とゴマシオ十二分である。塩分は奥様がどうしてもとらせてくれないとのことであった。良妻ほどだんなさま大事で塩分をとらせてくれないのである。「良妻、夫の健康を害す」は冗談ではないのである。

二十分ほどたった頃、Y社長は、「体がポカポカと温かくなって実に気持ちがいいですよ」と。この時を境にしてY社長はまったく変わってしまった。実習ゼミを終わって帰る時には、別人のように元気であった。

Y社長は毎月の社長ゼミに出席されるのだが、ある時「一倉さん、目やにが出て困るのですが」とおっしゃる。例の目薬を借りてなめてみたら、猛烈なカラさである。「これは濃すぎますよ。涙のカラさより若干濃い程度と申しあげたでしょう」と。濃ければ濃いほどよく効くと思い込まれていたのである。濃度を直したら、目やには出なくなった。

◉膠原病が果物をやめただけで……

M社長より「知り合いの女性が膠原病《こうげんびょう》で苦しんでいるので治してやってください」とのご依頼があった。

私の前にその女性が現れた時には、松葉杖をついておられた。三十歳くらいの女性で右膝を手術し、今度は左膝も手術しなければダメだと医者にいわれているとのことであった。手術しなくとも治るのである。

禁忌食を申しあげていると「一倉さんは私の好きなものは、みな食べてはいけないとおっしゃる」と。果物が体に良いというので毎日心掛けて食べているという。バナナが大好物で一日に何本も食べるというほどであった。「あなたは膠原病を食べ、て、い、る、のですよ」というのが私の返答であった。

その女性は、ただ一回私の前に現れただけで、あとは居所不明。心配なのでM社長に聞いてみてもわからないという。

三年ほどたった時、M社長が「やっと彼女が私に連絡してきました。彼女がいうには一倉さんの教えてくれた食事はまったく守らなかったが、ただ一つ果物だけは食べなかった。すると膠原病の進行がピタリと止まり、そのために就職できたという。そして、やっと一倉さんのいうことがわかってきた。これからは本気で一倉さんの教えを守って膠原病を治します」とのことだった。

ところで果物をやめたことと、塩がどのような関係があるかというと、果物にはカリウム、果糖、ビタミンC、水分などが多量に含まれていて血中塩分濃度を薄める。だからこれらのものをやめると血中塩分濃度が高くなるので、塩をとったのと同様の効果があったのである。

またビタミンCは肉食人種の肉の害を中和するもので、肉食の少ない日本人にはごく少量で良い。余分なビタミンCは腎臓を痛めてしまうのである。腎臓病の人に何を食べているか聞いてみてくだされればわかります。

◉アトピー性皮膚炎

N社長の幼稚園に通っているお嬢さんが「アトピー性皮膚炎で困っているから……」とのご依頼である。

卵醤を飲ませればいいのだが、幼児にはイササカ無理である。そこで足の裏に海塩をスリ込むことを勧めた。風呂の上がり際に、ぬれている足の裏にスリ込んでやり、塩を洗い落とさずに、そのまま上がるのである。そして水は極力少なく、果物と甘い物は厳禁。

二週間ほどで治ってしまったのだが、くすぐったがるけれどもイヤだとはいわなかったということである。

アトピー性皮膚炎は春に気候が暖かくなると悪くなり、秋に気温が低くなると治るから軽快する。その代わり痰《たん》、ゼンソク、気管支炎、扁桃腺《へんとうせん》などの呼吸器病が悪化する。春になると軽くなる。アトピー性皮膚炎と呼吸器病は一つの病気の二つの症状である。これが人体の生理なのだ。だからアトピー性皮膚炎が治れば呼吸器病も治ってしまうのである。

◉水　虫

自然海塩を風呂の上がり際に、ぬれている足の裏、指の間などに軽くスリ込む。塩は洗い流さずにしておく。これで、軽いものなら二〜三日、重いものでも十日もあれば治ってしまう。

水虫の薬で本当に治るものが開発されたら〝ノーベル賞〟ものだといわれているくらい、効く薬がない厄介な皮膚病。それがいとも簡単に、あっけないほど早く治ってしまうのが自然海塩である。その理由は極めて簡単、塩の特性にある。

水虫は微生物より一格上の〝カビ〟の一種である。それが人体組織の内部に入り込んでいる。塩以外の薬は皮膚の表面のカビは殺せても、人体組織の内部まで入り込めない。人体の自然治癒力により防禦力《バリヤ》は、異物を体内に侵入させないのだ。だから治らないのである。

塩はその浸透力で人体内部まで入り込むことができる。体に必要なものだからだ。その塩がカビに作用すると、その脱水力でカビの水分を取り去ってしまう。

だから人体内に浸透できる海塩以外に水虫を治す物質はないのだ。たったこれだけの理由である（自然海塩以外の塩は効かない）。

◉ドライ・アイ

H社の副社長S氏に久しぶりにお目にかかったら、右目に眼帯をされている。数か月前からドライ・アイとなり、医者に通っているがナカナカ治らないという。

医者は細い金属棒を涙腺《るいせん》の中に差し込むが、痛くてかなわないというのである。

私が「これをつけてみてください」と差し出したのは例の目薬と称する自然海塩液である。

H氏は二滴ほど点眼した。その瞬間に「アッ、治った」と。それでおしまい。その目薬を容器ごとさしあげた。翌朝お目にかかった時には「一倉さん、スッカリ治りましたよ」と。S氏は一遍に自然海塩党になってしまった。

S氏は、この自然海塩を家では使っておられるのだが、まさか、これがドライ・アイに効くとは思っていなかったのである。ミソ汁をしっかりとっておれば、ドライ・アイなど無縁のものなのである。

●足のムクミがとれた

T社でのお手伝いの時、夕方に仕事が終わったらT社長が「一倉さん、彼女のところへご案内しましょう。彼女は一倉さんを待っていますよ」とおっしゃる。そんな彼女などまったく覚えがない。

T社長は笑いながら「実は私の行きつけのクラブのホステスの一人が、足がムクんで困っていたので、一倉さんに教わった〝足の裏に塩をスリ込む〟ことを教えたら、たちまちムクミがとれてしまった。大喜びのホステスは、一倉さんにお礼を申しあげたいといっているのですよ」というわけである。

クラブに行ったら、彼女だけでなくママさんにまでお礼をいわれた。ママさんはじめ、このクラブの全員が〝自然海塩党〟になってしまったというのである。

便秘が治った、痔が治った、ウエストの脂肪がだんだんとれてプロポーションが良くなったというような現象が起こった。卵醬、ミソ汁、目薬、足の裏への塩のスリ込みなど、大ブームになっている。

それだけではない。ホステスは元気になり疲れなくなって、お客様サービスが良くなった。お客様と塩の話で花が咲く。それだけではない。全員アルコールが強くなって、お客様の勧めを断らなくなった。そのために売り上げがグンと増えたというのである。ママがお礼をいうはずである。

さらに、お客様が増えてきた。T社長は「この頃私が行っても満員で、三～四回に一回くらいしか席があいていないのですよ」と笑いながらのボヤキである。

商売繁盛の秘訣はここにあり、というところだろうか。

◉美容効果

美顔効果として自然海塩を湯または水に溶かして朝晩洗顔すると、シミ、ソバカス、小ジワは次第になくなっていく。手のひらに少量とって顔につけてもよい。するとシットリとした潤いのある皮膚となり、見る人は一体どんな化粧品でこうなるのかと不思議に思う。全身につけると、カサカサした皮膚でさえ幼児のような皮膚となってゆく。

洗髪をすると、シットリと弾力ある髪となり、抜け毛、枝毛はなくなってしまう。男性では、髪油をやめてしまう人もいる。

塩は水分を呼ぶからこうなるのであって文字通り〝水もしたたる美男・美女〟ができ上がるのである。

◉薬よりよく効く自然海塩

虫さされはアンモニアより効く。赤子のシッシン、アセモ、オムツカブレなどウソのように消えてしまう。

鼻水や鼻づまりは、目薬容器に塩水を入れて注入すると、たちまち引っ込んでしまう。

水仕事の後に手につけると、荒れ止めなど不要になってしまう。

口臭はウガイでなくなる。足の臭《にお》い、ワキガもタチマチなくなってしまう。

万能薬ハダシなのである。

◉自然海塩風呂

全身で塩分を吸収するので塩の効用はすべて備えているし、効力は強い。

寝たきり老人は一週間で起き上がってしまうほどである。すでに多くの実証がある。寝たきり老人を抱えている家庭は悲惨極まるもので、看病する人の人生は真っ暗である。これを救えるのだ。

この風呂は活性石を使った循環浄水式で二十四時間いつでも風呂に入れるし、水は取替不要で、しかもいつも無菌である。また風呂場はカビや汚れがだんだん消えて、きれいになっていく。これは自然の持っている自然浄化力である。

人間の考え出した環境浄化法は、反面必ず何らかの汚染物質を発生させることが多い。ここに自然と人造の決定的な違いがある。

活性石のような自然浄化力をうまく利用することにより、汚染を伴わない環境浄化の可能性がある。

そして正食も、その原理は自然治癒力にあるのだ。

右の記事にウソも誇張もない。まさに万能薬の観があるが、これこそ塩の真骨頂なのである。その理由は、塩こそ人間（だけではないが）の生理の最も重要な部分を、いくつも受け持っているからである。

では、その重要な部分とは、どんなことなのかを次項から述べることとする。

全能の神の賜いし塩の持つ生命を守る六大機能

病気は神の下した罰である

正食の勉強をしているうちに、人体の持つ精妙無比の生命維持機構や驚異的な生命力——自然治癒力の偉大さを知り、そこに嫌でも〝神〟の存在を思い知らされるのである。

神は、これほどまでに生物の生命維持に万全を期しておられるのに、その神の叡智《えいち》を感謝するどころか驕《おご》りきった人間はそれに気づかず、万物の霊長などと思い込んで平気で神のご意志に逆らい、神の怒りに触れて罰を受けている。それが病気である。病気を神の罰と気づかずに、浅知恵を振るって治そうとする。治るはずがないのだ。病気を治したければ、病気になりたくなければ、神に感謝し、神のご意志に従うことである。

寛大な神は、神のご意志に従う心さえ持てば、かなりのわがままを許してくださる。そして健康な体を持つことができるのである。そのためには神の叡智を知るところから始めなければならない。神の叡智は、精妙無比な生理に現れている。その生理を知り、わずかでもいいからそれに従うことである。

では、その生理とはどんなものであり、「ほんのわずか」とはどんなことなのかを考えてみよう。

それは筆者が現代栄養学に従って、自らの体をメチャクチャにしてしまったのを、ほんのわずか改めただけで健康を回復した体験の中に、すべてではないが、あることは誤りないことである。

そこで私が知り得た、ほんのわずかな人間の生理を紹介しながら、筆を進めることとさせていただく。

こうした時に必要なのは〝理論〟である。いろいろ探してみたが見当たらない。仕方がないので自分で作ることにした。

その時に私を力づけてくれたのは、アレキシス・カレル（元ロックフェラー医学研究所員、ノ

ーベル生理学医学賞受賞者）の『人間　この未知なるもの』という著書の一節である。それは、

「人間についてのすべての科学の克明な研究の結果、すなわち科学の集めた観察と経験の宝だけが残る。この中から人間のもっとも基本的な活動についての、はっきりした物を見つけるには、人間の歴史をよく見ればよいのである。確かに人間の知識を堅実なものにするには、この実地概念だけである。しかしまた将来の計画を生みだす推測や仮想をわれわれに与えるものは、創造的空想のみである。（傍点筆者）」

というものであった。

〝実地概念〟〝創造的空想〟これだったのである。これをやってみよう。創造的かどうか筆者にはわからないが、そうであることを願っての理論付けである。あとは検証で確かめればよい、と。こうして作ったのが〝一倉仮説〟である。これを必要に応じて使いながら筆を進めることとする。まずは、

〝一倉仮説㈠〟――人体は、健康に関する情報（症状）を絶えず意識に送り続ける

ということである。

頭が痛い、疲れた、食欲がないというようなことである。このような情報を正しく読み取って正しい対応をすれば体調は整い、病気にならずに済む。

しかし多くの人々は、その症状の意味を読み取ることができずにいる。先に述べた多くの症状の意味を理解できずに苦しんでいるではないか。

筆者は幸いなことに〝石塚・桜沢理論〟を勉強していたために、それらの症状はすべて塩不足だということを知っているので、卵醤だけで簡単に治すことができたのである。

これらの症状は、実は〝氷山の一角〟にしかすぎない。塩不足の症状は、まだまだ数百あるだけでなく、最近数年の新たな病気（実は症状だが）のほとんどすべては塩不足のためといえる。「塩をとるな」というキャンペーンのためである。

塩というのは、重要というよりは人間の生理のすべて――文字通りすべてに対して決定的な役割を果たしているのである。

つまり塩は生命の源なのである。

塩に対する正しい認識があってこそ、正食の基本である〝石塚・桜沢理論〟を本当の意味で理解できるのである。そして、その理論の実践こそ、われわれに真の健康をもたらすものである。

現代栄養学の誤り

現代栄養学は〝カロリー栄養学〟である。そしてカロリー（最近はエネルギーと称するようになったが、まだなじみが薄いので筆者はカロリーで通すこととする）のある有機栄養素（タンパク質、脂肪、炭水化物、ビタミン）にのみ関心を示して、カロリーのない無機栄養素にあまり関心を示さない。

ここに現代栄養学の決定的な誤りがある。

有機栄養素というのは、燃えてカロリーを発生する。自動車に例えればガソリンである。このガソリンを効率よく燃焼させたり、発生したエネルギーをムダなく利用したり、スピードを加減したり、曲がる、バックする、止める、というような機能をコントロールしたりする必要がある。

これらのコントロール機能を果たすためには、その機構が燃えないものでなければならないことはいうまでもない。

人体では、この機能を果たすものが無機栄養素である。無機栄養素は燃えない。

現代栄養学は、どうしたわけかカロリーを発生する有機栄養素のみに関心を集めた〝カロリー栄養学〟であって、生理機能をコントロールする無機栄養素を軽視し、〝ミネラル〟と称して十把《じっぱ》一からげのような扱いしかしない。

そこで無機栄養素を多く含む貴重な皮、骨、内臓、根、葉、液汁などを精製したり調理したりする段階で大部分取り去ってしまうために、食べる段階では大欠陥食となってしまっているのである。有機質だけは十分にあるが、さまざまな有用無機質が欠落しているのだ。

このために肝心な体調のコントロールがうまくできず、さまざまな体調不良が発生している。これが高じて病気になるのである。

だから現代文明人のとっている食物は、〝造病食〟である。現代でも誤った文明に毒されていない辺境の人々には文明病などなく健康な生涯を送り、天寿を全うしているではないか。だから健康を手に入れたければ、有機栄養素と無機栄養素を統合した〝総合栄養学〟に、太陽と大気（神の造りたもうた清浄な空気）と、さらに精神的要素を加えた〝総合健康学〟を持つことであろう。

この論文では、そのうちの〝総合栄養学〟に焦点を合わせることとする。とはいっても有機栄養学は筆者が云々する必要がないので、無機栄養学との接点のみにとどめ、無機栄養学を主とする。

塩の持つ生命維持の六大機能

無機栄養学を理解するためには、その中核的な位置を占める塩の生理的機能を知っておく必要がある。それほど塩は重要な役割を背負っているのである。

にもかかわらず、これほどその機能を知られていない物質も珍しいのではないか。私もその一人であった。

石塚左玄の『化学的食養長寿論』で初めてナトリウムの重要さを知り開眼しかかったが、それ以外には塩の機能に触れたものはほとんど見当たらなかった。たまにあっても、それは塩の効用についてのもので、機能といえるようなものではなかった。

これは私が経営コンサルタントの道を切り開く時にもそうであった。肝心なことはだれも教えてくれなかったのである。「何クソッ」とばかりに一人で取り組んだのだが、塩の場合も一人で取り組むより他になかったのである。武器は観察と考察、空想、そして検証である。

カレルでさえ「人間、この未知なるもの」といっているのに、おこがましくもこれに取り組んだのである。これは、いまでも続いている。そして何とかまとめてみたのが左記のようなものである。

塩の六大生命維持機能――まだまだあるはずである――

一、新陳代謝の基本機能を受け持つ（一倉仮説㈡）

二、筋肉を動かす（一倉仮説㈢）

三、熱を発生させる（石塚理論）

四、体内電流の導電機能を持つ（一倉仮説㈣）

五、体内の有害物質の解毒（一倉仮説㈤）

六、ナトリウムは原子転換により人体に必要な元素を作り出す（ルイ・ケルヴラン）

というものである。

貧弱な頭脳でまとめられるのは、右のようなものくらいにしかすぎない。ご叱正《しっせい》をいただきたいのである。

何といっても、われわれの〝健康〟に大きな影響を与える理論だけに、間違ってはならないのだ。

右の六つの機能のうち、原子転換を除いては一倉式検証を行っているので大きな誤りはないと思う。原子転換については、私は検証の手段を持っていないのだ。しかしケルブランの著書の中にはある。

右の六つについて、私の検証を交えながら補足説明を行っていくこととする。

人間の生理はこういうようになっている。そして塩はその生理の中でこういう役割を持っている。だから塩はこのようにとらなければならないという認識を持たなければならない。そうでないと、多くの妄説に惑わされて塩をとらず健康を害するのである。

新陳代謝の基本機能を受け持つ――(一倉仮説㈡)

正食と血液は切っても切れない関係にある。食物は血液に変わり、血液が生命維持のあらゆる機能を直接・間接に行っているからである。

したがって血液の研究は医学、栄養学には絶対に必要なものであることはいうまでもない。

しかし血液理論ほど混乱している理論は、ほかにあまり例を見ないものであろう。

「栄養物は、血液によって全身に運ばれる」というのが定説であるが、血液の組成のところを見ると「血液は赤血球、白血球、血しょう板、血しょうの四つから成り、赤血球は酸素のみを運び、しかも老いさらばえた細胞である。白血球は有害菌の防衛軍、血しょう板は止血作用、血しょうは若干の酸素と微量ミネラルなどを含んだ液」ということで、栄養素はどこかへ消えてしまっている。血液の中には栄養素がないのなら、栄養素は何でどうやって全身に供給されるのか。こんな矛盾が正されていないのだ。

また一ミリ立方に五百万もある赤血球が老いさらばえた細胞とは、とんでもない誤りである。神がこんな不手際をするはずは絶対にないからだ。

千島（喜久男）博士は「赤血球は体のあらゆる細胞に分化する」という説を唱えている。筆者もこれが正しいと思うのだが、医学界からは無視されている。それならば毎日二千億個の赤血球の行方不明は何と説明するのか。このことは完全に無視されている。

「血液は骨髄で作られる」という骨髄造血説が定説で造血は主として手足の骨髄で行われるというが、手や足のない人に貧血現象はない。この矛盾をどうしてくれるのだろうか。

千島博士や東洋医学では「腸造血説」である。

精妙無比、一点のムダもない人体が腸で吸収された食物を、わざわざ遠い手足の骨髄で造血するようなムダを行うというのは明らかにおかしい。それに腸から骨髄に消化ずみの食物を運ぶ器官はないし、骨髄の中にあるのは脂肪で、造血器官と思われるものは存在しない。

もしも血管によって運ばれるのなら、食事後の血液の組成は変わるはずだが、血液の組成はいつも基本的には変わらない。

骨髄造血説は、どんなところから出たのかというと、ある学者が鶏を強制絶食をさせて絶食中の鶏の骨髄中に血液が見られたというところからである。

千島博士は、この結論は間違っているという。絶食中は〝逆分化〟が起こる。分化というのは血液が組織体に変わることをいい、逆分化とは絶食や大量出血という非常事態が起こって、血液の補給に支障を来した時に組織体の一部が血液に変わって、その不足を補うという生命維持のための非常手段のことをいう。それは、まず脂肪や腫瘍《しゅよう》などの不良タンパクから起こるというのである。

絶食中の鶏の骨髄内の脂肪が逆分化している時の血液を、造血と間違えたというのである。右のような誤りや明らかな思い違いと思われる理論は、医学解説書には筆者のような素人でもいくらでも発見できる。医学理論は混乱に混乱を重ねている。どれが本当なのかわからないのだ。

そして、かなり多くの医学解説書を読んだのだが、新陳代謝に関する説はアイマイなもの以外ついに発見できずにいる私である。

これでは正食の研究に大支障を来たすので、カレルのいう創造的空想によって、「一倉仮説」を作る羽目に追いやられたのである。

これが創造的かどうかはわからないが、この仮説は多くの検証でいまのところ矛盾はないのである。

◉新陳代謝のメカニズム

新陳代謝とは生物体に見られる〝物質交換〟のことである。「必要なものを取り入れ、不要なものを体外に出す」という生命維持の基本機能のことだ。

これには二種類ある。第一は食物で消化器→循環器→泌尿器で行われ、もう一つは酸素によって肺臓で行われる。

まず食物であるが、これは五段階ある。

一、消化　食物を体内に吸収できる状態に変える。
二、吸収　消化された食物を体内に取り入れ、造血（腸で行われる）して血管に送り込む。
三、新陳　栄養物を細胞内に供給する。
四、代謝　老廃物を細胞から取り去る。
五、排泄《はいせつ》　不要物を体外に出す。

右の五段階のうち、一般には消化のみにしか関心を示さない。消化さえできれば、あとは万事オーケーといわんばかりである。

最も大切なのは新陳と代謝なのに、である。

新陳代謝の一倉仮説は細胞レベルのものであり〝白菜の漬物〟の理論と本質的に同じである。

白菜に塩を振り掛けて重しをする。これである。白菜は水分とカリウムとマグネシウムが大部分である。これに塩を振り掛けると、塩の浸透圧で塩が中に入り、脱水力で水分を抜き取る。重しは脱水を早めるためである。これと人体の新陳代謝はまったく同じ原理による。

この理論のキッカケは〝ナトリウム・ポンプ〟の理論にぶつかったためである。

細胞は一つひとつ半透過性の細胞膜に包まれた組織で、内部にはカリウムやマグネシウムを含んだ内液があり、これが細胞外液の中に浮いたようになっている。外液の成分は血液やリンパ液で、リンパ液は血液と相互転換できる物質だから、当然ナトリウムやカルシウムを含んでいる。この細胞の中に神経の命令によって外液を内液の中に入れると筋肉が縮小し、内液を外液の中に出せば筋肉が緩む。こうして筋肉を動かすことによって動物は動くことができる。この作用を「ナトリウム・ポンプ」というのだ。

筆者は、これを読んで「ハッ」と思った。これこそ新陳代謝のメカニズムではないか。この説は筋肉のみに気をとられて新陳代謝のほうに気がつかないのではないか、と。

細胞が接触しているのは外液だけだから、ここ以外に新陳代謝の場所はない。

千島理論によれば、「赤血球はすべての細胞に分化する」のだし、外液の主要成分はリンパ液であり、リンパ液は血液の転換したものだから栄養分も塩分もある。

リンパ液は、塩分の浸透力で細胞の半透過膜を通って細胞内に入る。これが新陳である。また塩分の脱水力で細胞から老廃物を含んだ液を引き出す。これが代謝、この老廃物を含んだリンパ液は血液に転換して腎臓に行き、ここから体外に排出される。これが筆者の考えた新陳代謝のメカニズムである。

この作用を白菜の漬物に例えれば、白菜はカリウムをタップリと含んでいるので人体の細胞に当たり、塩は塩を含んだリンパ液に当たる。塩はその浸透圧で白菜の中に入り、白菜の水分は塩の脱水力によって外に染み出る。

人体の細胞も白菜も、どちらも塩とカリウムの物質交換が行われるのである。

人間の細胞も白菜も塩もすべて自然物であり、自然の法則に基づくまったく同じ物質交換が行われるのである。

塩不足は全身病を引き起こす

新陳代謝の仮説は、著者の〝正食研究〟に大きな光明を与えてくれた。というのは、いままでどうしてもわからなかった数多くの疑問に解答を得られたからである。

「塩は新陳代謝の基本機能を果たすからこそ塩不足は新陳代謝障害を起こし、全身のすべての細胞に栄養失調を起こす。そのために全身の生理機能が低下するという事態が起こる。そして人体の最も弱い部分に病気とか症状とかになって表れる」ということである。したがって対症療法というのは間違っている。そこだけが悪いわけではないからだ。

論より証拠、先に紹介させていただいた実例は、症状はさまざまでありながら、すべて〝塩〟

だけで治っているのは、塩不足による全身衰弱が原因だからである。この実例が、同時にこの仮説の検証ともなっているからである。

ここに、また一倉仮説が生まれた。それは、

塩不足は新陳代謝障害を起こし、全身の細胞が衰弱し、全身的生理機能障害を起こす。（一倉仮説㈥）

というものである。

これは、「われわれの健康維持に必要な第一要件は、塩を十分にとる」ことであるということを意味している。そして自然治癒力がある限り、その防衛機能により、塩分とり過ぎは起こらないから安心して塩分を十分にとることである。

ここにも著者は「神」の存在をヒシヒシと感じ、「神」に感謝をささげるのである。

塩うすき食物とれば全身の栄養失調おこすこわさよ

栄養失調は塩不足から（実は塩分濃度不足）

栄養失調は塩不足から起こる。このことは前節で説明したので、あなたはすでにご存じであ

るが、これは説明の都合上、理解しやすいために〝塩不足〟と申し上げたのであって、正確には〝塩分濃度の不足〟である。

新陳代謝の効率は、細胞外液の塩分濃度が生理的に適当な時が最もよろしい。その塩分濃度は、〇・八五パーセントだから、この血液がリンパ液――つまり細胞外液となるのだから〇・八五パーセントかどうかわからないが、この付近であることは間違いないのではないか。

塩分は十分にとっても水をたくさん飲むと、血中塩分濃度は下がってしまうために、これまた新陳代謝不良を起こすのである。これがわからないために、とんでもない間違いを犯してしまった。それは次のことである。

◉水飲み健康法の誤り

「水を毎朝多量に飲むと全身が洗われて健康に良い」という趣旨である。

これは人間の生理をまったく知らない妄説である（健康法と称するものには、これだけでなく、たくさんの妄説があり、これらを提唱する人が自分自身の人体実験で検証したら、その誤りに気がつくはずであるが、これをやらない無責任な者が多い。そのために筆者はいちいち訂正しなければならず、本筋からそれてしまうが、事が健康、いや人命に関わるかもしれないだけに知らんふりをするわけにいかず、筆の進みが遅れてしまうことをご了承願いたいのである）。

人間の体は、水を飲んでも洗濯物ではあるまいに、洗われるようにはできてはいないのである。

水を多量に飲めば血液濃度を薄めて、たちまち新陳代謝に支障を来し、細胞は飢餓状態になってしまう。

論より証拠、レスリングやボクシング、野球の場合にはピッチャー、その他にもまだあるが、試合中は絶対に水を飲まないのは、だれでも知っている。水を飲んだら、たちまち力が抜けてしまうからである。

マラソンなどは途中で水を飲むが、これは超ハードなゲームなので汗とともに水分が多量に抜けて脱水状態になるからである。水分をとるのはいいが、水の中にレモンや蜂蜜《はちみつ》を入れるのはまったくの誤り、これらのものは酸性で体の中の塩分（アルカリ性）濃度を中和によって薄めてしまう。それだけではない。朝食にパンをとるのも、やはり血中塩分濃度を薄めてしまうのである。同じく酸とアルカリである。多くの人々は、それほど人体を知らず、誤った食事や飲み物をとっているのである。

では、どんな食事がいいかとなるが、それは後述させていただくとして、とりあえず濃いミソ汁とゴマ塩（ゴマ8に自然海塩2くらい）をタップリとり、水分と果物と甘いものを控えると、体調が大きく変わることが自覚できます。

筆者の友人の話だが、その友人の小学校の先生が水飲み健康法の信者で毎日一升の水を飲み、この人は五十三歳で死んでしまった。解剖の結果は、内臓がグズグズに崩れたようになっていたと聞いている。

また大手術後は患者に水を飲ませない。水を飲むと血管の細胞が緩み、出血する恐れがあるからだ。患者は猛烈なのどの渇きに数時間耐えなければならない。傷口を早くふさぐだけでなく、回復を早めるからである。それは濃い血液の強い生命力のためだ。

◉熱帯人の動作はなぜのろいのか（一倉仮説㈦）

それは怠け者だからではない。人間の体温は脇の下で三十六〜三十七度が正常で、それより高くとも低くとも体調が崩れる。

酷熱のために、どうしても体温が高くなり過ぎる。そこで発熱体である塩を汗として体外に出す。汗で不足した体内の水分は水を飲んで補う。同時に体内の塩分を薄くする。

こうして体温を正常に保つのだが、血中塩分濃度が薄くなっているために新陳代謝は衰えて、細胞の力も弱くなり、動作がのろくなるのである。

速い動作などできるものではないし、そんなことをしたら体を悪くしてしまうのである。また熱帯人の食事の特色として果物が多い。果物は体を冷やすからだ。

日本（だけでなく温帯地方すべて）に夏バテがある。

夏のうちは、その気温に適応して体中塩分が薄くなっているのが、秋になって気温が下がると、夏型の体では、これに対応できず夏バテという現象が起こるのである。塩分をタップリとれば体調は回復する。

日本のように四季によって気温の高低がかなりある地方では、一定の体温維持のために塩分と衣服、布団などをそれに応じて増減する必要があるのだ。衣服や布団を変えることは誤りないのだが、塩分調節も、これらと同様に重要であることを忘れてはならないのである。

◉高血圧も低血圧も原因はともに塩不足（一倉仮説㈧）

Ｉ社にお伺いしたある日、Ｉ社長は「一倉さん、今日はコンサルティングでなく、高血圧で悩んでいる社員一人と低血圧で苦しんでいる社員一人を治してやってください」というご依頼である。おまけに高血圧の社員は〝弁膜〟の一部が欠落しているということである。

筆者は、この二人にまったく同じ食箋《しょくせん》をさしあげた。二人とも治ってしまった。

「そんなバカなことがあるか、まったく反対の病気に同じ食箋とは……」とお思いの方も多いと思われるが、間違いではない。それは次のような理由がある。

◉高血圧

高血圧の原因の大部分は〝本態性高血圧〟といわれているものである。〝本態性、特発性、アトピー性〟というのは原因不明という意味と思えばよい。つまり現代医学ではまだ高血圧の原因はよくわかっていないのである。

高血圧の原因は肉食過多、精白米食による血液の酸性化である。

人間の血液は酸性になると暗赤色の粘っこい状態となり、毛細血管の中に流れこみにくくなる。そのために心臓の圧力を高めて毛細血管の中に血液を送り込んでいる状態が高血圧である。

酸性の血液をアルカリ性にするには強アルカリである塩をとればよい。これで鮮紅色でサラサラの血液となり、毛細血管に血液を送り込むのに高血圧を必要としなくなる。だから血圧が下がるのである。その実例はすでに紹介済みである。

通説では塩をとると毛細血管が縮まり、血圧が高くなるというものだが、これは誤りである。血液が酸性になると、自然治癒力は血液をアルカリ性にするために、血液中の酸性物質であるコレステロールや中性脂肪を取り除こうとする。それには血液に接している血管が最適なので、血管壁でこれらのものを除去する。これが血管の内壁について血管の内径を小さくするだけでなく、血管壁に付いたコレステロールや中性脂肪は血管の弾力性を奪ってしまう。これが血管の老化といわれている現象である。血管の老化現象は、酸性血液の正常化の代償なのである。

汚れた水の流れる川の内壁や底には汚い藻のようなものが生えるが、これが汚れた水を浄化している。これと人間の血管の中で行われている浄化作用とよく似ている。これも自然浄化力である。

酸性血液が塩をとることによってアルカリ性になると、この血液が血管内壁についているコレステロールや中性脂肪という酸性物質と中和して洗い去り、血管内部の掃除をする。そして血管の弾力性の回復が行われる。

そのために〝下の血圧〟が下がる。この現象は私が高血圧を治してさしあげた多くの人々に、ただ一人の例外もなく見られたという実例を持っている。

かくいう私もかつては一六〇〜八〇もあった血圧が一三五〜六五という超健康の状態になっているのである。血液をアルカリ性にすれば万事オーケー、脳出血など、どこの国の病気かというくらいである。

◉低血圧（一倉仮説㊈）

低血圧の原因は水、果物、甘いもの、生野菜を多くとっている人に起こる症状である。あなたの周囲に低血圧者がいたら、この点を確かめてみたらわかります。

果物にはカリウム、クエン酸、果糖、ビタミンC。甘いものには蔗糖《しょとう》、生野菜にはカリウム、ビタミンCなどが含まれており、すべて筋肉の力を弱めるという特性を持っている。

とくにカリウムはこの力が強い。平成四年に東海大学病院で起こった尊厳死問題では、若い医師が患者に〝塩化カリウム〟を注射して死亡させた。

カリウムには毒性はない。だから減塩醤油の主要成分の一つになっているではないか。毒性のない塩化カリウムを注射してなぜ死ぬかというと、カリウムは筋肉（つまりタンパク質）を緩めてしまうという特性を持っている。そのために筋肉を締める力がなくなってしまう。つまり心臓が止まってしまうからである。その証拠に死因は〝心不全〟と発表されたではないか。

それだけではない。呼吸筋も止まってしまう。しかも呼吸筋は心臓の筋肉よりもカリウムや水に弱いのである。だから点滴をやり過ぎると呼吸困難になることは、多くの人々が知っていることである。塩分補給で治る。

果糖と蔗糖は同類であって、ともに酸性のために血中塩分を中和して全身的な栄養失調を起こす元凶である。これも筋肉の力を弱める物質である。ビタミンCも筋肉を緩める。どうだろうか、筋肉を緩めてしまう食物の集合ではないか。これらのものが筋肉の力を弱めてしまうために低血圧となるのである。

低血圧は心臓の血液圧送力を弱めて全身の血行不良を起こす。すると自然治癒力は心臓の筋肉を増大させる。力が弱いのだから、筋肉を大きくして力を増やすためである。これが〝心臓肥大〟という現象である。近頃日本人に心臓肥大が多くなったのは、塩不足による心臓の力が弱くなったからである。

さらに、この状態が進むと、今度は老廃物の除去に支障を来たす。老廃物が体の中に多くなっていくと、老廃物の害が生まれる。すると自然治癒力は、体に最も害を及ぼす危険の少ないところに、この毒を放出する。これが痛風である。

毒とは尿酸であり、安全なところとは筋肉の中である。

痛風は最も血行の悪い個所（心臓から最も遠いところ）右足の親指の腹から痛くなるのである。絶対に左足から痛くならないのは、こうした理由によるものである。

だから痛風は卵醤を飲むといとも簡単に治ってしまうのは、すでに紹介した通りである。

以上が高血圧、低血圧ともまったく同じ塩分不足で起こるのであるという説明である。違うのは平素の食物の違いのために、体質が違ってしまっているからである。

高血圧や低血圧に関連して起こる病気や症状――心臓肥大、心不全、心筋梗塞《こうそく》、心臓弁膜症、その他心臓の先天的疾患以外のすべての心臓病、脳梗塞《のうこうそく》なども、まったく同じ食事で治ってしまうのである。

そして先天的疾患というのは、心臓病に限らずすべて母親の食事の誤りによる全身的栄養失調が原因なのである。

親の食事の誤りは、このように本人だけでなく子、孫にまで不幸をもたらすものであることを、よくよく心得ておいていただきたいのである。

では、この辺で循環器系のすべての病気の共通食箋を紹介させていただく。

循環器系統病の共通食箋

一、水分は極力控える。

(水分は血液を薄めてしまうので水分をとり過ぎていては、いかなる食事もその効力の大部分を失ってしまう。水分をとらないことこそ正食の大前提である。ただし夏はあまり控えない)。

二、果物、甘いもの、生野菜、酢はまったくとらないのが理想。

(これも、すべての食事に共通な大前提である)。

三、良質な自然海塩を使った卵醤(緊急時のみ)、ミソ汁、ゴマ塩(ゴマ8対塩2くらい)、たくあん、梅干し、ミソ漬け(以上の三つは、消化酵素の宝庫である)を十分にとる。

四、主食は精白米だけを長期にとってはいけない。精白米には、その三十パーセントを五分づきの押麦、

アワ、ヒエ、キビなどの雑穀類を混ぜて食べる。また五分づき、七分づき、胚芽米などは単独でとってもよいが、やはり押麦や雑穀類を混ぜたほうがよい（玄米なら理想的だが、長期に続ける場合は一日三食のうち二食とし、一食は米飯、ソバ、ウドン、パンなどとする）。

五、動物質はとらないのが理想だが、少量または時々は差し支えない。ただし重病の場合は不可。

六、アルコールは飲まないのが理想だが、少量なら差し支えない。大量に飲んだ時には中和食として、日本酒一合、またはビール大瓶一本につき濃いミソ汁を平素の食事とは別にコーヒーカップ一杯をとる。

七、煙草は過ぎなければ差し支えない。適量以下ならばがんの原因にはならない。

というものである。ただし、これは健康人のもので病人食ではない。病人食ではないが、これを病人に与えても病院で出す食事よりはるかに優れたものである。

また、これは循環器系統のものであるとはいえ、他の病気にも安心して適用できるものである〝準正食〟といってもよいものである。

◉糖尿病

糖尿病の原因については多くの説がある。

○「糖尿病の最大の原因は肥満である」という肥満説

○「糖尿病の原因はインシュリンの作用不足である」というインシュリン作用不足説

○「脂肪と砂糖の増加、センイ質の減少」という複合原因説

○「糖尿病は原因があっても、それだけでは発病しない。遺伝的な素質のある人だけが発病する」という遺伝説（日本人の二十三パーセントが遺伝説的素質を持っているという説もある）

右の諸説は一応もっともであることは間違いなし。しかし、いずれの説も肝心なことに触れていないことが一倉仮説の生まれた理由である。

現代栄養学では澱粉《でんぷん》質の解釈が間違っている。もう一つ、糖尿病に起こる〝合併症〟についての原因探究が空白になっている。そのうえ「糖尿病は不治の病である」という、とんでもない妄説がある。冗談じゃない。筆者の手掛けた糖尿病患者は全員、しかも極めて短期間（一～二週間）で治っている。「糖尿病は最も治りやすい病気の一つである」というのが東洋医学の見解である。

まず第一が澱粉質（含水炭素）には白砂糖（蔗糖）のような低分子炭化物と、ブドウ糖のような高分子炭化物と二種類あり、それぞれの特性が大きく違っているのに澱粉質と一括するのは明らかにおかしい。

糖尿病の原因になるのは低分子の蔗糖であって、高分子のブドウ糖は糖尿病とまったく無縁の物質である。論より証拠、東洋医学では糖尿病患者に玄米を食べさせるが、糖尿病は短期間で治ってゆく。害があるのは蔗糖と、これの仲間である果糖だけである。「白米は握りずし二つの分量が限度」というのは明らかに間違いである。

蔗糖の化学構造式は麻薬の王様といわれているヘロインと非常によく似ていて、どちらも白くて甘い。毒性はヘロインが強くて激しいが、白砂糖はジワリジワリと人体を蝕《むしば》むのである。それだけに、なお怖いのである。

その強い酸性は血液を酸性化し、塩分濃度を薄めるために新陳代謝障害と高血圧または低血圧を誘う。その作用は強くて速い。純粋物質だからだ。これは化学肥料という純粋物質が速効性を持っているのと同様である。純粋物質は自然界に存在しないので、人体はこれに対応する機能を備えていないからである。

その白砂糖を、毎日多量に食べていると、血液は強度の糖分過多となり、これを中和するために膵臓《すいぞう》のランゲルハンス島からインシュリンを多量に出して中和を行う。これが続くと、ランゲルハンス島の機能が過労でダウンしてインシュリンを作れなくなってしまう。

そのために血中糖分は過多となり、これが血液中の塩分を中和して極度の塩分不足を起こし、これが強度の新陳代謝障害を起こして全身の栄養失調を起こし、全身衰弱が進んでゆく。セックス不能に陥るだけでなく、弱い部分から次々に病になってゆく。これが合併症である。そして、ついには死を迎えるのである。

だから糖尿病の治療には何をおいても白砂糖、果物、甘いもの、生野菜を絶ち、塩分を多量に補給して血中塩分濃度を高め新陳代謝機能の回復を行うのである。これは極めて短期間に急速な回復を見せる。糖尿病の治りが早いのは驚くべきものである。偉大なるかな自然治癒力よ、である。

糖尿病の治療は白砂糖を絶ち、塩分を十分にとるほかに、それらの動きを強めるために青野菜（血中塩分を薄める）、動物質を絶ち、玄米という最良質の食物をとる。さらにランゲルハンス島の機能回復のために三種類の特効食「小豆、カボチャ、昆布」を毎日三種合計でお椀に一〜二杯くらいとる。味付けは塩味であるのはいうまでもない。

以上、高血圧、低血圧を治す段階で心臓疾患が治り、脳出血の防止ができ、四大成人病のうち二つが片付いてしまう。残りはがんと糖尿病ということになる。がんと糖尿病の食箋については改めて述べるが、基本的には右と同じである。それだけではない。人間のすべての病気に適用できる食箋である。新陳代謝を正常にする食箋だからである。

読者諸賢は筆者のこの本を読まれて自分の目を疑うどころか、世界中の人々が悩みに悩んでいる難病中の難病が、こんなにアッケなく治るなんて信じられないと感ぜられると思う。

しかし、これは紛れもなく筆者自身だけでなく、多くの東洋医学の指導者が常に体験している事実である。筆者はウソやイツワリをいっているのではないのである。

この事実は新陳代謝というものが、いかに決定的な重要度を持っているかということを教えてくれるものである。

それにもかかわらず多くの専門家は、新陳代謝にあまり関心を示さないのは、どうしたことなのだろうか。

部分生理にいくら関心を示しても人体生理を忘れていたのでは、そこから何も生まれてはこないのである。

人間は動かなければ生きられずその原動力は塩なりと知れ

塩は筋肉を締める

寿司屋で職人が貝のむき身を作るところを見ていると、むいたままではベタッと板台《ばんだい》に張りついているが、これを塩でもむとキュッと締まり、コリコリした歯ざわりとなる。これは塩の持っている〝物を締めつける〟という特性のためである。

鯖《さば》を塩で締める。ナマコを塩で締め過ぎると、コチコチになってしまう。吐き気をもよおしても、なかなか吐けない時には〝塩水〟を飲ませる。すると胃壁が収縮してめでたく吐くことができる。

便秘がちの人はやや濃い塩水をコップに一杯飲めば、たちまち通じがある。

「塩をとるな」といわれて塩をとらないと、腸の筋肉の動きが弱くなるために便を体外に押し出す力が弱くなって便秘を起こすのである。塩をとって腸の筋肉の力を強くすれば便通があるのだ。

頑固な便秘は、塩とともに〝繊維質〟をとればよい。最も効果があるのは〝玄米〟と〝塩〟である。どんな頑固な便秘でもたちまち治る。

これは、塩の力と玄米の繊維質との共同作用によって大きな効果を発揮するためだ。

塩――つまりナトリウムは「筋肉を締める」という機能を持っているのだ。

心臓は心筋が動かす。心筋は塩で動く。呼吸は呼吸筋の働きであり、食べ物を食べることができるのは咀《そ》しゃく筋、消化器を動かす、手足を動かす、声を出す……。その他、体中のすべての筋肉は塩で動く。

動物は塩がなければ生きられない。その塩を「控えめ」にせよという、それほどの誤りはないではないか。

塩が不足すると、たちまち「力が抜けてしまう」という脱力感が生まれる。減塩すると、誰《だれ》でも味わうのがこの脱力感である。

スタミナが目に見えて衰える。疲れやすくなる。集中力がなくなる。すべて塩不足による全身の筋肉の衰えのためである。血圧は下がり、毛細管に必要な血液を送ることができなくなるので、これを筋肉の量で補う。これが心臓肥大である。心臓肥大というのは、このように人体の健康を守るためのものである。

だから心臓肥大は〝善〟なのである。これが東洋医学の〝病善説〟である。

もしも心臓肥大が起こらなかったなら、全身の血行不良のために死んでしまうからである。病気はそれがどんな忌まわしいものであっても、人体――生命を守るためのものなのである。だから病気の〝真の原因〟を突き止めてこれを正す。これが〝東洋医学の精神〟である。いま日本人に心臓肥大が多い真因は〝塩〟不足なのだから、塩をとれば心臓肥大は激減してしまうのである。

◉心臓弁膜症

S社長は心臓弁膜症であった。入院するほどではないので通院していた。医師からは塩分をとらないように厳重な指導があった。忠実にこれを守っているうちに心臓肥大になってしまった。常人の二倍にも大きくなり、駅の階段を上るのさえ休み休みでやっとこさであった。

筆者の合宿ゼミに参加されたのは、右のような時だった。もう一歩で寝込むところである。筆者は弁膜症の原因をよく説明申し上げて、塩分十分こそ決め手だと説得をした。

S社長は理解され、合宿中はともに食事をしながらの〝正食〟講座だった。一週間のゼミが終わった時には、かなり元気になられていた。

半年後の合宿ゼミの時には、すっかり元気になっておられた。心臓肥大などとっくに治っていた。合宿中S社長とともにゴルフをしたが、かなりのアップダウンのあるコースを平気でプレーして何ともないという。一ラウンド半でも平気だということを知って筆者は嬉しかった。

筆者がS社長に勧めた食箋は、

「動物質と果物と甘いものと生野菜と水を控え、玄米とゴマ塩十分、ミソ汁の濃いものを一日二杯以上、薬は絶対に不可」と、たったそれだけだった。

医師にかかりながらの食箋だったが、診てもらう度に医師は頸《くび》をかしげて「不思議だ」というだけだったという。

F観光のO氏は心臓病で坂を上るにも息が切れて困るという。病名は聞かなかったが、そんなものは不要、玄米とゴマ塩とミソ汁をとることを勧めた。一か月後にお目にかかったら、スッカリ良くなってしまったという。

「これで添乗員の激務が務まります」と大喜びであった。

筆者は「玄米を一日一食だけは守ってください。それに塩分。あとは適当に」と申し上げて終わりである。

玄米食療法などといって、やたらと難しいことをやるのは枕も上がらぬ重病人だけで、それ以外の人にはあまり必要はない。「必要もないのに難しくいうのは、かえって正食の真の姿を誤解されるおそれがある」というのが私の考えだからである。

心臓病には塩を控えて心臓の負担を軽くする。ということだろうが、そうは問屋が卸さないのである。

心臓の負担を軽くできたとすると、心臓から送り出す血液量が少なくなる。全身に必要な血液が不足して全身が衰弱してしまう。

人体というものは、すべての器官がそれぞれ重要な役割を担っている。どの器官が悪くなっても、それは必ず全身の器官に何らかの影響を及ぼす。そのような場合に人体は自然治癒力を動員して代替したり補充したり非常処置をとったりする。そのために必要なものは血液と塩というエネルギーである。そのエネルギーが不足したのでは自然治癒力といえどもお手上げの状態に追いこまれてしまう。心臓だけをいたわり、負担を軽くすることはできないのだ。

その証拠に低血圧になると心臓肥大が起こる。心筋の力が弱いのを、筋肉の量を増やして補うためである。何がどうなっていようと、全身の健康を保つエネルギーである血液の量を減らすわけにはいかないのである。もしも、これが不可能ならば死んでしまうのである。

だから心臓だけを切り離して「塩分を控える」ということはできないのだ。

これが〝切り離すことができない全体〟ということである。

古来より〝万能薬〟を求めて研究されてきた西洋医学は、ついに万能薬をあきらめて〝部分〟に走ってしまった。それが決定的な誤りだったのである。その誤りは〝薬によって病気を治そう〟としたところにある。

神はすべての生物に〝自然治癒力〟という素晴らしい能力を与えて下さった。これはギリシャの医聖ヒポクラテスが神に代わって代弁しているではないか。

人類は、この神のご意志をよく認識し、その傲慢《ごうまん》さを捨てて謙虚に忠実に神のご意志に従うことのみによって初めて病苦から救われて健康を手にすることができるのである。

◉腎臓炎

腎臓炎になると、「塩を控えなさい。そしてスイカを食べなさい」という。これは肉食人種のことである。肉食人種の腎臓病は肉の食べ過ぎである。肉は筋肉を動かすのでナトリウムを多く含んでいる。そのために「塩をとるな」ということになり、中和食として「スイカを食べよ」というのである。

日本人は穀菜食人種で、腎臓病の多くは果物と甘いものの食べ過ぎである。だから塩分を十分にとらなければいけないのに、食物の違いによって体質の違う肉食人種の療法をマネて〝塩とるな〟というので、塩不足の体になってしまう。これがかえって病気を悪化させ〝ムクミ〟の原因にもなっているのである。

腎臓の大切な役割の一つは〝排尿〟である。

その仕組みについて触れることとする。腎臓には糸球筋という管状の筋肉が球のようにまとめられてあり、この側面に小さな穴がたくさん空いていて、この穴から水分――つまり尿を出し、輸尿管を通って膀胱《ぼうこう》に運ばれる。

塩分が少なくなると、糸球筋がふやけて筋の側面にある小穴がふさがって水を通さなくなってしまう。こうして排尿が不能になれば、一大事である。そこに自然治癒力が働いて、血管壁から水分を体内の最も安全に貯められるところに出す。これが〝ムクミ〟である。

血管壁は水分だけでなく、老廃物、毒物、血液さえも必要に応じて血管外に出すのである。

ジンマシンがその一例（千島理論、アレキシス・カレル）。

〝ムクミ〟の原因は、このように塩分不足なのだから塩をとって血中塩分濃度を〇・八五パーセントにすれば、糸球筋は締まって側面の穴が空き、排尿が可能になるのである。

しばらく前までは塩の結晶が吹き出ているような梅干しがあったので、これを二〜三個、一〜二回食べさせればよかったのだが、いまはこんな素晴らしい梅干など、なかなか見掛けなくなってしまった。そして減塩梅干しなどという、とんでもないものが幅を利かすようになってしまったのである。全国一の梅の産地である和歌山県の南部《みなべ》の人たちは減塩梅干しを作っているが、自分たちは絶対に食べない。

◉低肺症

若い時に肺結核で片肺を切り取ってしまった人が十五年とか二十年たって体力が衰えてくると、呼吸筋の力が弱まって呼吸困難を起こす病気……というよりは症状である。

この原因は、いうまでもなく〝塩不足〟である。塩分をとらせれば良い。入院など不要。卵醤でオーケー。三〜四日は卵醤で体力と筋力が同時に強くなる。あとは塩分の強い食物をとり、塩分を薄める食物——果物、甘いもの、生野菜などをとらず、水分を極力少なくするだけで治ってしまう。こういう食事をしている限り再発の危険はない。塩不足で筋肉が弱っただけだからである。

◉おもらし、ボケ、寝たきり、アルツハイマーは塩分の薄い血液が原因の一連の病気である

一倉仮説㈩

この四つの病気（というより症状だが）は日本人に最も多く、しかも年々増えている。

この病気は最も厄介な病気の一つで、本人はもとより家族を巻き添えにするという点では、悲惨でさえある。看病する人は、文字通り二十四時間をこのために奪われて自らの人生を犠牲にしている。患者一人に対して二人（一人は医療関係者）の人手を要する。病人とともに二人が人生を失ってしまう点では、まさに社会問題でもある。

これらの病気は、いうまでもなく〝塩とるな〟のキャンペーンのための塩不足症でしかないのである。老人は生命力が衰えているので若い人より多くの塩分を必要とするのに、逆に「塩分控えめ」というまったく反対の指導をしているのである。

もしも八十歳以上でピンピンしている老人の日常の食事を調べてみれば（これが実地検証）、ビックリするほど塩分をとっていることがわかる。

話を本筋に戻そう。

先ずおもらしである。膀胱や肛門は、その出口は括約筋《かつやくきん》でシッカリと締められていて便が体外に出るのを防いでいる。

血中塩分が不足すると、これらの括約筋が緩み、小便が溜まってくると、その重みで括約筋が伸びておもらしということになる。大便は腸の蠕動《ぜんどう》で便が直腸に送られるが、この力に負けて肛門の括約筋が緩んで大便が外に押し出されるのである。その実証は次の通り。

T社長のご尊父の白内障を治してさしあげた時に、いままでおもらしで、いつも肛門の周りが汚れていたのが、きれいに治ってしまった。どちらも塩不足が原因だからである。

この段階を過ぎると、全身の筋肉がさらに緩んでくる。さあ、大変である。生命の危険があるからだ。

自然治癒力は生命を守ることに最善を尽くす。人間（だけではないが）の筋肉で、瞬時といえども止めることができない筋肉が二つある。呼吸筋と心臓の筋肉である（とくに呼吸筋は塩分不足に弱い）。この二つには何としても多量の血液を送ってやらなければならない。

このような時には必要部分に血液を集めるために、その部分の毛細血管が膨れて平素の何倍もの血液を集める。

この場合は心筋と呼吸筋である。そのために他の部分に配分する血液が少なくなる。それも最も危険の少ない部位――まず脚部からである。

脚部の筋肉は血液不足のために脚の筋肉を動かすだけの塩分が不足して動かなくなる。これが寝たきりである。寝たきり老人を歩かせるということがいかに間違っているか、おわかりになることと思う。

そのために〝動かしてはいけない〟という自然治癒力の信号が〝激痛〟なのである。

さらに血液の塩分濃度が薄くなると、今度は脳に回す血液を減らして心臓と呼吸筋に送る。脳は血液不足のために栄養失調となる。それがボケである。これが昂《こう》じて脳細胞の一部が死んでしまう。これがアルツハイマーである。死んだ細胞はもう生き返らないのに、学者はなぜアルツハイマーの研究をするのだろうか。筆者にはまったくわからないのである。

寝たきり老人に塩分をとらせると、たちまち——それも極めて短時間で治ってしまうことは、筆者はいくつもの実証を持っている。先に二つの例を紹介してある。食塩風呂でも同様の効果がある。

ボケと同様に、これまた極めて短期間で治ってしまう。興味深いのはボケ老人が治ってから聞いてみると、自分の〝ボケ〟にはまったく自覚症状がないことである。

●O《オー》リングゲーム

このゲームは、塩がどのくらい筋肉を強くするかをだれでも確かめることができるゲームである（Oリングというのは機械のシャフトに装着して油漏れを防ぐリング状のパッキンのことである）。

右手でも左手でもいいから、親指と人さし指の指先をシッカリとつけてリングをつくる。だれかに両手の指でこのリングを開いてもらう。いくら離されまいと頑張っても、まずは開かれてしまう。

次に空いている方の手のひらに塩（もちろん自然海塩）を盃に一杯分くらい載せて、もう一度試してみる。今度は両指が離れない。たとえ離れても前より格段に強い力が要る。

卵醤を飲んで十分くらいたってやってみると、まずは離れない。本当に不思議なくらい力が出ることを体験できるのである。握力計や背筋力計で試してみるのも良い。

塩こそ力の源泉であることの検証がこれである。これは単に筋肉の力が弱くなっただけでなく、塩をとれば全身に活力がみなぎるのである。また危篤の重病人にリンゲル液を注射するのは、生命力を強めるためである。

右のことを理解したら、あとは応用問題である。

病臥《びょうが》中の患者には、熱病を除いて（理由は後述）水代わりに薄い塩水を飲ませると良い。番茶やほうじ茶に塩または醤油を入れた〝塩番茶、醤油番茶〟なら、なお良い。濃さは病人の好みに合わせて加減すれば良い。

健康な人でも塩水、醤油水を携行して、飲みたくなったら飲む。冬は体が温まり、夏は汗で体外に出た塩の補充ができる。この場合、お茶だとタンニンが析出するので色が黒っぽくなるが、害はない。

◉スポーツと自然海塩

いままでの記事で、もうおわかりのことと思うが、スポーツ人こそ最大の塩を必要とする人種である（それはそのまますべての人々にとっても当てはまることである）。

「塩とるな」の指導で、日本のスポーツ人の体力がメッキリ落ちてしまっている。

オリンピックでの日本選手の不振を見れば、世界一体力のない国になっていることがわかる。とくにソウル大会あたりからこれが顕著になり、バルセロナではさらに低下しているのだ。

すでに述べたように塩不足による新陳代謝不良は、全身の栄養失調を起こしているからだ。

単にスポーツに直接必要な運動筋、心筋、呼吸筋だけ弱くなっているのではないのである。

プロ野球の投手でもかつては、鉄腕稲尾、下手投げの杉浦忠などは年間四十勝以上も挙げている。とくに昭和三十年代の初め頃、巨人対西鉄の日本シリーズで三連敗した西鉄が稲尾の四連投によって逆転優勝した強靭《きょうじん》な体力など、いまのプロの投手にはまったく望めない。

かつては投手は〝中三日〟の休養で良かったのに、いまは〝中四日〟でも足りずに〝中五日〟ではないか。〝百球肩〟〝ガラスの肩〟などといわれて、肘《ひじ》や肩の故障が多く年間十勝以上の投手は少ないという情けなさは選手の責任ではない。

さまざまなスポーツでアキレス腱を痛め、肉離れだ、肩が痛い、背痛だ、腰痛だと、まるで老人集団のような有りさまだ。大体スポーツ人で風邪をひいた、鼻血が出たなんていうのは、どう考えてもおかしい。そんなことは本当の健康体では起こらないことなのである。最大の原因は塩不足、さらに自然カルシウム不足。そのため全身の栄養失調を起こしているからだ。スポーツ選手という名声が泣くではないか。

スポーツ選手の食事は食養の基本原理である〝石塚・桜沢理論〟の解説後にしたいが、とりあえず筆者が述べた幾つかの食養法から、その共通点を見つけ出していただきたいのである。

◉〝こむらがえり〟と〝あごが上がる〟

「こむらがえりを防ぐには、いきなり運動しないで先《ま》ず準備運動をして筋肉をほぐしてから行いなさい」といわれている。

準備運動は、やらないよりはいいが、それだけでは防げるとは限らない。駅伝競走の選手が時に〝こむらがえり〟を起こすが、それは気温が低い時に起こる。選手は十分に準備運動をして走ったにもかかわらずである。

〝こむらがえり〟の原因は〝塩不足〟である。塩不足のために筋肉が弱っているのにムリヤリに走らされては、たまったものではない。「これ以上走ったら筋肉を痛めてしまいますよ」という信号である。

夏のゴルフでのこむらがえりは、暑くて汗をかいて貴重な塩分を失ってしまったために筋肉がへたってしまったためである。こういう人はスタート前に卵醤を一個飲んでおくと起こらない。これは応急的なものである。平素から塩分を十分にとっておけば起こらないのである。

長距離を走ってバテてくるとアゴが上がるのは、「これ以上走ってはいけない」という信号である。アゴが上がると、上体が起きて体重がカカトにかかってしまうので走れなくなるからである。

胸が苦しくなるのは、呼吸筋がバテて十分に酸素を吸うことができなくなるためである。呼吸筋のスタミナをつけるのは塩である。

◉起立性調節障害

小学生に多い。立ちくらみ、めまい、動くと動悸《どうき》、息切れ、頭痛、腹痛、乗物酔いなど数十の体調不良の症状がある。学校で朝礼時に立っていられなくなる。

原因は塩不足。濃いミソ汁、ゴマ塩、塩辛などで簡単に治る。果物、甘いものを控えればなお良い。

◉その他

ギックリ腰、白内障になりやすい。三白眼、キツネ眼（目尻がつり上がっている）は眼の下の筋肉の緩み。塩分補充でオーケー。

エアロビクスのトレーナーは、膝を痛めておられる方が多いが、これも塩分不足。職業柄、ミソ汁、ごま塩その他塩分の多いものを十分にとって、果物と甘いもの、水を控えたら、自分でもビックリするほど体調が良くなります。ついでに生徒さんにも初めに濃いミソ汁を勧められたら良い。卵醤ならばさらに良し、です。

キャディーさんは歩くのが商売。塩分控えめで膝を痛めておられる方が多い。卵醤を週一個、毎日濃いミソ汁にゴマ塩で痛みどころか疲れも感じなくなり、おまけに球の行方もよく見届けることができる。

花粉症、アトピー性皮膚炎を治そう

花粉症、アトピー性皮膚炎の原因は極端な「塩分不足」。卵醤だけで、いとも簡単に治る。授乳中の乳児の場合は、母親が果物と甘いものと間食、魚をいっさいやめる。水は極力飲ませないで、塩分を十二分にとる。小さな子供は卵醤はムリなので、足のウラに自然海塩をスリ込めば治る（五三ジペーに実例を紹介）。筆者はすでに数百人を治した。筆者に教わって治った人がさらに治してあげた人を数えたら、おそらくは軽く数千人になるだろうが、それでも九牛の一毛。数十万人、いや数百万人の人が悩んでおられるのだ。本書の読者の方が、さらに多くの人たちを治してさしあげ、しかも再発しない食事を広めていただければ幸いである。

というのは、この延長線上には「正食の原理」があり、これを人たちが広く理解し実行した時には、この世から病気のほとんど大部分がなくなるのだ。むろん、これは夢物語だが、実現の可能性のある大きく広い夢なのである。

この世から病人がなくなるという可能性を持った夢なのだ。どうしたらこの可能性を実現できるか、読者の皆様のお力にすがることができたら……というのが筆者の切なる願いなのである。

前置きはこのくらいにして本題に入る。

治し方は、花粉症もアトピー性皮膚炎もまったく同じである。それどころではない。この延長線上には日本人、いや世界中の人たちが悩んでいる病気や症状にも、かなりの効果が期待できるのである。

外国人に効果があることは、桜沢如一の世界漫遊で証明済みである。

花粉症・アトピー性皮膚炎という二つの病気（実は症状）は卵醤だけで治る。卵醤の作り方と用法は、二九ページを参照。

卵醤で症状が消えても卵醤だけに長期間頼ることは、卵醤の力が強いので弊害が出るかもしれないので、正食によって体自体を病気にならないようにするのが正しい。

人間が病気になるのは精神面は別にして食事だけなのである。正しい食事をして健康で病気にならない体をつくれば、精神面にも良い影響があるのはいうまでもない。

あたかき血液こそは人体の健康保つ大前提で

体熱を発生させる

M社長に初めてお目に掛かった時には極度の寒がりで、車の中ではカーヒーターを最高にしても、まだ寒くてたまらないという。家にいる時はエアコンだけでは足りずに、石油ストーブを二個も使う。家族の方はみんな部屋から逃げだしてしまうほどである。膵臓《すいぞう》が悪く、医者からは厳重な減塩をいいわたされている。そのうえ歯槽膿漏《のうろう》である――歯槽膿漏は塩不足の症状の一つである――。

私は減塩の誤りをよく説明した。M社長は直ちに理解されて塩分党に変身した。

たちまち奇跡が現出した。寒がりは即座に解消し、やがて膵臓も治ってしまった。歯槽膿漏はナスのヘタの黒焼きに自然海塩を混ぜた歯磨きクリーム（健康食品店で売っている）で、これまた簡単に治ってしまった。

それどころではない。たちまちのうちに暑がり屋に変身してしまった。冬でもコートは着ない。筆者の〝社長ゼミ〟でも冬だというのに暖房が暑すぎるといって、真っ先に上着を脱いでしまう。

それだけではない。仕事柄、世界中を飛び回っているが、まったく疲れ知らずのスーパーマンになってしまったのである。

卵醬を試された方には説明は不要だが、塩は体熱を発生させ、これを維持する力（石塚左玄）がある。塩類泉は、あまり熱くないのに湯から上がってから体がいつまでもポカポカするのは、ご経験された方はほとんどであろう。

これでおわかりになられたと思うが、〝寒がり屋〟というのは体質ではなくて〝体調〟にしかすぎない。

〝冷え性〟というのも、体質ではなくて〝体調〟にしかすぎないのだ。卵醬を四～五日続け、あとは濃いミソ汁（赤ミソまたは赤だしミソ――八丁ミソのこと――）一日三～四杯に、塩を二割入れたゴマ塩を一食に大サジ一杯くらいとり、果物と甘いものと生野菜を控え、水を最小限に抑えたら、冷え性とは永久におさらばだけでなく、体調すこぶる良く顔色も良く、生き生きとして自然に鼻歌の一つも出る気分で、人から「あなたこの頃変わりましたね。恋人でもできたの」なんていわれるほどになるだろう。

体温は、脇の下で測って三十六度から三十七度の間が正常であることはだれでも知っているが、この範囲で人間の生理は最もよく働くように神様が作られた。

自然治癒力は、この範囲に体温を保つためにさまざまな調節を行っている。

気温が高かったり、激しい運動などで体温が上がりすぎると汗をかく。それは発熱体である塩を体外に出して体温を下げる。

反対に気温が低くなると、血液中の水分を取り除いて塩分濃度を高める。これが冷えると小便が近くなるという現象であり、それでも足りないと〝震え〟を起こして熱を発生させる。

それほどでもない場合は手のひら、足のウラ、そして脇の下から水分を出して塩分濃度を高める。だから、これらの冷汗には塩分はほとんど含まれていない。

寒いと鳥肌になるのも、体温のロスを少なくする生理作用である。

では肺結核にかかると寝汗（やはり塩分はない）をかくのはなぜかということになる。これは体温調節のためではない。血中塩分濃度を高めるためではあるが、目的は別にある。

結核菌はナメクジと同じように塩分に弱い。そこで寝汗をかいて血中塩分濃度を高めて結核菌を殺すためである。

話を元に戻そう。

減塩、減塩で血中塩分濃度が不足すると、自然治癒力の調節ができなくなって寒がり、冷え性となり、それが続くと、さまざまな病気になっていく。正常な体温より低い状態が続くのだから、生理が狂うのは当然のことである。この生理の狂いが数百のさまざまな症状を引き起こす。その一部は本書で、すでに紹介してある。

それらの被害を最も強く受けるのが、子供たち（赤ん坊まで含む）と老人である。

最近まったく訳のわからぬ病気――ではなく症状だが――が次々と発生し、すべてが原因不明ということになっている。

低体温症なんてのも、その一例である。塩分不足のために体温が正常にならず、三十六度以下になっている。夏でも長袖の毛糸のシャツを着て上衣まで着ている。それでも寒がるのである。

老人病としてのおもらし、ぼけ、寝たきりについてはすでに述べた。そこまでいかない老人でも肩こり、頭痛、神経痛、リューマチ、腰痛をはじめ節々の痛み、視力の衰えなどなどまだまだあるが、それらは老人病ではない。論より証拠、八十歳の筆者には、こんなものは一つもない。いや、もっと高齢の老人でもである。実例を紹介しよう。

数年前、金沢に出張した時に、出向先の社長のご自宅で朝食をご馳走《ちそう》になった。玄米食なのでありがたかった。

オカズの中に〝へしこ〟があった。これは北陸地方の保存食の一つで、小魚類を塩と小糠（こぬかと読む）で漬けたもの。この時はイワシのへしこだったが、一箸口に入れたら、口が曲がるほど塩辛い。しかも素晴らしく美味であった。筆者は舌鼓を打ちながら全部平らげたが、その時の社長の話によると、知り合いのある老女は九十二歳でピンピンしている。毎日針仕事をしているが、老眼鏡を掛けずに針のメドに糸を通すという。壮者どころか若者である。この老婆は、毎朝このへシコを一尾食べるのが健康の秘訣だという。「お年寄りは塩分控えめ」というのは間違っていることがおわかりいただけると思う。いや老人は生命力が弱っているのだから、「若い者より塩分を多くとる」ことこそ正しいのだ。

　信州の野沢温泉に行った時だが、泊まったホテルのパートのおばさんのうち二人がどうしても健康保険に加入しないと頑張っているので、社長もほったらかしにするより仕方なかった。理由は、「病気などしないから」というのだった。

　その二人のパートのおばさんは梅干し、たくあん、そしてミソ漬けが大好物で、大根のミソ漬けの一本くらいはあっという間に食べてしまうという。ここにも実証がある。

　読者各位もピンピンしているご老人が何を好んで食べるか。塩辛いものは？　と聞いていただきたい。減塩している人などいないどころか、ハラハラするほど塩辛いものを食べていることがわかりますよ。これが検証。

以上の例に見るように老人とも思えない健康体の人々は、恐塩症の方々には想像もつかないほどの塩分をとっているのを知ってもらいたいのである。

一般のお年寄りの方々や、おもらし、ボケ、寝たきりのお年寄りを抱えておられる人々に、思いきった増塩食をとってみることをお勧めしたい。

とはいえ減塩の大キャンペーンによって極度の恐塩症にかかっておられるのだから、簡単に「ハイ、そうですか」というわけにはいかないのはムリもないことである。

そこで簡単なテストをお勧めしたい。入浴の時、上がり際にまだ足の裏がぬれているうちに、自然海塩を粒のまま軽くスリ込む、塩がこぼれ落ちないように水をつけながらである。亀の子たわしかヘチマを使うと良いが、手でも構わない。時間は五分以上いくらでも良い。そして、その塩を洗い流さずに上がるのである。寝たきりの方はシーツの上にビニールのシートでも敷いて行えばよい。即効があるが、三日続けたらビックリするくらい体調が良くなり、一週間では信じられない効果がある。三週間で歩けるようになる。

人体というものは体に悪い時には痛み、不快、嫌悪、拒絶という反応があり、体に良いものには気持ちよく感ずるように神様が作ってくださっているのである。

これで自信をつけたら、いよいよ食事で塩をとる。ミソ汁などはだんだん濃くしていく。醤油を加えてもよい。料理もだんだん塩、醤油、ミソ（白ミソでなく、赤ミソ、八丁ミソが良い）を多くしていく。三週間もしたら、体がまったく変わってしまっているのを実感できる。

お年寄りは気分は爽快、疲れない、視力は上がり、ウソのように元気になって歩き回るだけでなく、口うるさくなって若い者を閉口させるだろう。

こうなってくると、カゼをひかなくなる。お年寄りにとってカゼというのは肺炎を併発しやすい。このために死ぬ人は非常に多い。新聞の有名人の死亡記事に冬は肺炎が目立つのはそのため。

それを「血圧が上がるから」というまったくトンチンカンな指導をして老化を早めているのが現在の情けない実態である。

肺炎に限らず、冬はお年寄りの死亡率が一年中で最も高い。かつては脳卒中が多かったが、近年は暖房が進んできたために少なくなっている。とくに多いのは心不全、心筋梗塞、ゼンソクなどが肺炎と死因を競っている。すべては体が冷えるためである。

塩分十分、体も手足もポカポカなら、右に挙げた死亡が少なくなるだけでなく、健康長寿のお年寄りが増える。これでこそめでたいのだ。お年寄りの平均寿命が五年や十年延びるのはお茶の子である。

温血動物である人間は、体が温かいのが正常——つまり健康——である。

体内電流の導電を行う

登校を拒否する生徒は優等生、拒否の原因塩不足なり

Ｔ社長ご夫妻の悩みは、中学三年の長女の登校拒否だった。部屋の中にじっと座ったままほとんど動かない。そして「頭が痛い」という。筆者の食養の話を聞いていたので〝卵醬〟を飲ませたら頭痛が一時良くなったが、いまは痛いという。

筆者は前にも登校拒否の女子中学生を一人食養で治したことがあった。勉強はまったくせず、先生のいうことも聞かない。凶暴性はなかったが、気に入らないこと――本人にとっては両親の言動すべて、学校の先生のいうことすべて――があると、食事中でも家を飛び出してしまうありさまだった。「塩不足だから、家で食事をする時には両親そろって子供と一緒に塩辛いものを十二分にとること」を勧めた。

三か月後にお伺いした時には、「治りました」というご返事だった。素直に塩辛い食事をとったという。いまは素直で良い子になって家で食事をするし、登校もちゃんとするということであった。

その子のことをＴ夫妻にも話して、塩分の効いた食事を全員でとることを勧めた。

ちょっと様子を見ておきたいので呼んでもらったら、素直にいうことを聞いて筆者の前に来

た。それも、そろそろ歩き、筆者を見ても挨拶はしない。目はあらぬ方を見て、目の玉はまったく動かさない。典型的な陰性（後述）である。

次にお伺いした時に聞いてみると、すっかり治ったということである。高校にも入学できて、いまは体操部に入っていて今日は対抗競技のために、これから出掛けるところだという。様子を見たいので呼んでもらったら、ちゃんと座って「病気を治していただいてありがとうございます」と挨拶をした。目も正常な瞳になっていた。

S社長ご夫妻の最大の悩みは次男が非行と登校拒否で、夫妻は何回も学校に呼び出されていた。大学受験をするというが、勉強はまったくせずに漫画本ばかり読んでいる。「勉強しなさい」というと暴れだす。両親となるべく顔を合わせないようにしているということだった。

これは典型的な〝塩不足〟である。

人間の生理のコントロール中枢は、後頭部の〝脳幹〟である。全身にくまなく張り巡らされた神経から、一年三百六十五日、一日二十四時間、瞬時の休みもなく無数の情報が集まり、その情報を処理して指令を出す。

それらは、すべて電気信号（電流）によって行われる。脳波というのは、脳が働いている時に発する電流のことである。

この電流が順調に流れるためには、体液中に塩分が十分にあることが条件である。読者は中学校で食塩電池の実験をした時のことを思い出していただきたい。塩分は電気をよく流したことをである。

減塩で体液中の塩分濃度が不足していると、電流がうまく流れないために情報伝達がうまくいかずに、全身的な体調不良が起こる。それをムリに働かせようとすると、脳幹にムリがかかって頭が痛くなる。これが登校拒否者の頭痛であり、〝学校〟〝勉強〟と思うだけで頭痛が激しくなっていくのは、その他さまざまなことが頭に浮かんでムシャクシャし暴れたりする。とても学校に行ける状態ではないのである。それを不良生徒と決めつけるのは気がつかないことはいえ誤りであるだけでなく、つれない仕打ちである。勉強したくともできないのである。

筆者はS社長夫妻にこのことを説明し、大学に入るために勉強したくともできない苦しさ、ライバルが進学塾に通っているのを、どんなに悲しい気持ちで眺めているのか、その苦しさを理解してやってほしい。だから「勉強しなさい」とは決していわずに、親子そろって塩分をとる努力をしていただきたい。塩分さえ十分にとれば、黙っていても勉強するから、と。

S夫妻は私の言を理解し、ただひたすら塩分を親子してとることに努めた。

効果はたちまち表れた。次第に明るい顔つきになり、両親から逃げなくなった。

ある日、漫画本をすべてまとめて部屋の外に出してあるのを認めたS夫妻は、これを勉強を始める準備と解釈した。ある日、S氏が何気なく次男の部屋をのぞくと、机の前に座っていた。勉強開始の予兆である。数日後から少しずつ勉強をするようになった。

お盆には、あれほど嫌った父親と一緒に墓参りに行った。S夫妻は狂喜した。あとは万事OK、父親が勧めても行こうとしなかった進学塾に自分から行くようになった。父の日には父親にプレゼントをした。もう大丈夫である。

そして、ついに大学受験に合格した。S夫妻にとっては夢のような嬉しいことだった。

高校の先生たちは大学からの合格通知書を見せられるまで、どうしても信用しなかったという。

筆者がその次男に会った時には、明るく礼儀正しい申し分のない青年だった。

以上、三つの実例は何を物語っているのだろうか。三人とも親が塩分をとらせた時には素直にこれに従っている。筆者の予想は頑強な拒否だった。これは筆者にとってまったく予想しなかった意外なことである。

また登校拒否が治ってからは、そろいもそろって素直でまじめな優良で模範的な生徒だったのである。不良児、問題児のカケラも見られなかったのである。

そのような資質なるが故に親のいうことを忠実に守り、減塩したために登校拒否をする体調になってしまったのである。

登校拒否児は問題児でも不良児でもない。反対に素直でまじめで両親や先生のいうことを忠実に守る優良児なのである。

この事実を指導的立場にある人たちは、フランクに認めて認識を改めてもらいたいのである。

このことは、ＮＨＫテレビで一九九二年十二月七日に放映された登校拒否児の番組が裏付けている。まず子供の声から、
○お父さん、お母さんと一緒にいたくない。
○お母さんと顔を合わせたくない。
○悲しい　○苦しい　○淋しい　○不安　○体中が痛い　○夜眠れない
というのが多い。

人相的には、
○下唇が厚い　○目が細い　○生気がない
というのが多い。それは陰性。下唇が厚いのは腸が悪い。さらに、これが紫色になっていれば大腸カタル。

フリー・スクールという登校拒否児の集まる所の広間のような室が映ったが、生気なし。何もしないでじっとしている。

郵便配達をしている十八歳の少年は学校の成績が良かった。中学二年の女児は優等生だった。

郵便配達をしている少年が家で食事をしているところが映ったが、何とミルクとミカンとパン。これは登校拒否を食べているようなもの（この説明は長くなるので、〝石塚・桜沢理論〟――陰陽論のところでさせていただく）。

数名の母親はただオロオロしているばかり。教師や心理カウンセラーの意見は愛情論や指導

批判、そして結局は「世の中全体が疲れている」という社会責任論でケリ。だれもかれも困惑と戸惑い。処置なし、まったくのお手上げ状態である。

登校拒否は時々新聞などの記事に載るが、いずれも右と同じようなもの、何の結論も解決策もないのである。

登校拒否の真因が食事――塩不足と塩分を薄める食物にあることをまったく知らないのである。

塩不足のために脳が活動できない状態に追い込まれているのだから、ムリに働かせようとすれば、自然治癒力は脳や体を守るために、これらのものをなるべく働かさない策をとる。それが登校拒否となって表れるのである。

多くの人々がまったく思いもつかないところに登校拒否の原因があるのだから、まったく不可解なことと感ずるのはムリもないのだ。ムリもないことだが、多くの人々がこのことに早く気がついてもらいたいのである。

しかし、これは至難の業である。というのは、科学文明の発達によって人々は事象を観察することを忘れてしまったのである。科学という字の〝科〟とは分けることであり、何事も分析することのみに関心を集め、総合的に物を考えることをしなくなった。

哲学は衰え、科学のみ発達し、総合医学は部分医学となり、対症療法以外はまったく考えなくなってしまった。

人体という総合体を考えることを忘れてしまったのである。人体生理の研究から健康学が生まれなければならないのに、そのことは忘れ去られ、病気はその根元を忘れて対症療法となり、医者は患者を診ずにさまざまな測定機による測定値のみを見ているのである。

神を忘れ、自然を忘れ、人体を忘れてしまったのである。それが病人をつくり、病人を診ずに病気——実は病気から起こる症状しか見なくなってしまったのである。

人間の生命力のもとこそは神のつくりし自然海塩

体内の有毒物質の解毒を行う

塩というものは不思議な浄化力を持っている。古人はこれを体験的に知っていて、神前には必ず塩を供えた。塩かま神社を造って神に感謝している。角力《すもう》では塩をまく。商家や料亭では盛り塩をする。「手塩にかける」のはいとおしい子供であり、願かけで最もきついのは〝塩断ち〟である。

上杉謙信が武田信玄に塩を送った話は後世まで美談として伝えられている。塩を運んだ〝塩の道〟はいまに残っている。内陸深いところに、「塩川」（福島県）「塩尻」（長野県）という地名がある。

通夜か葬式から帰った時には塩で清める。好ましからぬ客が帰ると塩をまく。

塩を使った民間療法は数十、いやもっとあるかもしれない。そして食用、貯蔵食、エトセトラ。

塩ほど日本人の生活に深く広くかかわっているものはない。

それほどの塩をインチキ実験に引っかかって、よく調べもせずに悪者に仕立て上げたやからのために、日本人の健康はガタガタになってしまったのである。そのような人たちこそ、真っ先に〝塩断ち〟をしてざんげすべきである。

塩の人体に対する浄化力は卵醬の場合には老廃物は大小便に混じって排出されるので、はっきりと確認はできないが、自然海塩風呂だとよくわかる。

この風呂に入ると、塩の浸透力によって新鮮な塩分が体内に浸透して人体に活力を与え、その脱水力は汚れた体液を体外に吸出して風呂の水が汚れる。

病気の種類によって米のとぎ汁のように白濁したり、チョコレートのような色になり、ねばねばした粘液がフィルターにべっとりとついて湯の循環に支障を来したり、薄墨色に汚れたりする。病気によって老廃物が違うからである。

慢性病の人は長年薬を飲み続けているので、その毒が体中に回っており、毎日入浴しながら四か月も六か月も風呂の水が汚れる。その毒の量は恐ろしいほどである。

そしてある日、突然清澄となり、溶け込んでいるミネラルのせいか輝くような湯になる。それっきり湯は汚れなくなる。清浄な体になった人はすっかり健康になり、いままでの病気や体調はまったく消え去っている。

女性（男性でも同じ）など吹き出物がきれいに治るだけでなく、シミ、ソバカス、小じわなどもなくなって皮膚はツルツルの健康美人ができ上がる。

家人でだれか風邪をひくと、風呂の湯が濁る。まさに健康のバロメーターである。

体の中の老廃物は、一つは農薬や老廃物を含んでいる動物食をとることによって、もう一つは本人が生活のために〝動く〟ことによって生ずる。老廃物こそ体の健康を害し老化を早めるものである。

これらの老廃物は大部分が酸性であり、酸性の強いものほど毒性が強い。酸を中和するものはアルカリである。塩はアルカリ性である（ただし食卓塩は純粋な塩化ナトリウムで人体に害がある）。それが自然海塩である。

生体は原子転換によって自らに必要な物質をつくりだす

ルイ・ケルヴランの『生体による原子転換』の中には、まったく想像もできないような数々の事実が多数紹介されている。そのいくつかを抜き出してみよう。

○一九六一年、一匹のネズミが二か月、空気と塩だけの不断《ふんだん》にある筒の中に閉じこめられた。空気中のN（窒素）の量はぐんぐん減っていった。それは古い化学では不可解である。そしてO（酸素）は増していった。ここでもNはC（炭素）とOとして利用されたのである（カッコ内は筆者注、訳文中に〝水〟がないがそのままとした）。

これは、あまりにも意外なことだったので、立ち会った専門家たちは何の意見も述べず、凍結されてしまったのである。

○白砂（二酸化珪素《けいそ》）の中にスギナの種をまく。成長したスギナの中の固形物の七十パーセントはCa（カルシウム）である。このカルシウムはどこからきたのだろうか。

このカルシウムは、カルシウム食品の中で最高のものである。陰干しして煎《せん》じるか、粉にして天ぷらの衣に混ぜたりして食べれば良い。このカルシウムを自動車の運転前にとると、視界は広くなるし、まったく疲れを感じない。特上のスタミナ食である。スギナは日本中いたるところに自生している。

○ベルサイユの養鶏場で石灰分のない泥炭ドロマイトの粘土地に、ニワトリをヤワラカイ卵を生むようになるまで入れておく。ヤワラカイ卵を生みだすと、スグ雲母が与えられる。ニワトリは、初めて雲母というものにお目にかかったワケ、ソレにカレラは本能的に雲母にとびつく。頭をころがすようにしてむさぼる。まもなく石灰不足は治っている。

翌日、カレラは七グラムも目方のある堅いカラをもった卵を生む。（原訳文のまま）

雲母はアルミニウムとKの珪酸塩でカルシウムは含まれていないのだ。

○サハラ砂漠の石油掘り作業員は、炎天日よけもないのに熱も出さず、ハゲシイ仕事をする。これは体内のナトリウムを、カリウム（体を冷やす）に変えて身体を冷やしているからである。

右のようなことが原子転換方程式とともに後から後から出てくる。

生物現象は〝超化学〟である。この世界では、アインシュタインの〝相対性原理〟もクラウジウスの〝エントロピーの法則〟もまったく通用しない。

そこにあるのは〝万物流転〟〝輪廻《りんね》〟の世界であり、ユニークな血液理論を展開した千島博士の〝死即生〟の世界とも結びつき、柳沢文正博士の「カルシウム・マグネシウム拮抗論」との関連もある。

原子転換の世界は、栄養学はいうまでもなく動物、植物、鉱物界にわたり、生物学、物理学、化学、はては天文学までも書き換えなければならない。

その中でケルブランは、「ナトリウム（塩のもと）はあまりにも変幻自在、とらえどころなどまったくない」と所見を述べているのである。ナトリウムは底の知れない活力を持っているのだ。

自然海塩でなければならない

あさりによる実験

あさりを買ってきて三つの器に分けて入れ、㈠の器には自然海塩水を、㈡の器には再生塩（輸入海塩を水に溶かして、これにニガリを入れて再結晶させたもの）水を、㈢の器には精製塩（イオン交換法によってつくられた塩）水を入れて放置しておくと、㈠は十〜十五分くらいで貝は殻を開けて盛んに汐《しお》を吹くようになり、半径五十《チ》センくらいは床がべとべとにぬれてしまう。㈡では二時間くらいしてやっと殻を開けるが、汐はわずかしか吹かない。㈢はまったく殻を開かない。

これは何を意味するのだろうか。いうまでもなく、あさりの生存に関して、㈠は完全に適しているということであり、㈡は生存できるけれど、それは㈠よりは生存環境としては劣るということであり、㈢はまったく不適だということである。

㈠は生存条件として最適だが、㈡は製造の過程で石灰を入れたり、除鉄槽を通したりするために、海水中のミネラル分の一部が除去されてしまっているので、そのぶん生存条件が悪くなっているということである。㈢はほとんど純粋に近い塩化ナトリウムという薬品なので、生存不適だということである。

あるマリーンランドで化学塩を海水と同じ三パーセント入れた水槽の中でサメを育ててみたら、甲状腺が肥大してしまった。

化学塩というものは、動物にとっては明らかに生存不適物であることは明白である。

リンゲル液は、これがなかった時には純度の高い食塩のみであったが、人体に害があるので、これに塩化カルシウム、塩化カリウム、その他塩化物にぶどう糖などを加えたものとした。これがリンゲル液である。

純粋なものは生物体には害がある。酸素カプセルも純酸素だけでは網膜が溶けてしまうので空気を加えている。

化学肥料は、純度が高いために植物はそれに対応できずに、化学肥料の持つ物理的、科学的特性のままに食物体の中に侵入していく（一倉仮説（十一））

だから植物にも動物にも微生物にも害がある。

食物の味は悪く土壌は荒れ、地中の小動物は死に、微生物も死んでしまう。

純粋なものは自然の中にはない（例外が金、白金）。つまり不自然なものだ。そのために生物はこれに対応できずに痛めつけられる、つまり毒なのである。

多くの人々はこのことがわからず、純度の高いものが優れた食品と思い込んでいる。

ある食品の説明書に「精選した原料を使い、最良の技術により製造された純度の高い食品」と強調している。これこそ最劣質の食品なのである。

これらの人々が劣質な食品と思い込んでいる食品こそ優れた食品である。つまり、自然のままの原料を使い、伝統的な製法で作られたものである。〝精製〟ではなく、〝粗製〟でなければならないのである。

塩についても、この誤りがある。だから精製の度合いが高いほど価格が高い。つまり、毒性の強い塩ほど高価になる。

だからこそ塩は自然海塩でなければならないのである。生命に必要な、すべての成分を含んでいるからである。

このことを人体の側から眺めてみよう。

表2をご覧願いたい。人体に含まれている主な元素の表である。地球上の元素は百種類に満たない。そのうち量の多い順に四十元素をとったものである。

多い順に酸素、炭素、水素、窒素で九十六パーセント、これらは炭水化物、脂肪などのカロリーのある栄養物をつくっている。さらに十三番目の亜鉛までで九十九・三パーセントを占めている。残りの元素は全部合わせても人体のたった〇・七パーセント弱。これらの元素を微量元素といい、俗にミネラルと呼ばれているものである。

亜鉛までの元素の役割は、ある程度はわかってはいるが決して十分ではない。生命の源のナトリウムでさえ一知半解の現状であることは、この書をお読みの各位にはおわかりのことである。

表2　健康な成人の平均元素組成

元素記号		重量（%）	同左 重量（g）
酸素	O	65.0	45.500
炭素	C	18.0	12.600
水素	H	10.0	7.000
窒素	N	3.0	2.100
カルシウム	Ca	1.5	1.050
リン	P	1.0	700
イオウ	S	0.25	175
カリウム	K	0.2	140
ナトリウム	Na	0.15	105
塩素	Cl	0.15	105
マグネシウム	Mg	0.05	35
鉄	Fe	0.0057	4
亜鉛	Zn	0.0033	2.3
ルビジウム	Rb	0.0017	1.2
ストロンチウム	Sr	2×10^{-4}	0.14
銅	Cu	1.4×10^{-4}	0.1
アルミニウム	Al	1.4×10^{-4}	0.1
鉛	Pb	1.1×10^{-4}	0.08
スズ	Sn	4.3×10^{-5}	0.03
ヨウ素	I	4.3×10^{-5}	0.03

元素記号		重量（%）	同左 重量（g）
カドミウム	Cd	4.3×10^{-5}	0.03
マンガン	Mn	3×10^{-5}	0.02
バリウム	Ba	2.3×10^{-5}	0.016
ヒ素	As	$<1.4\times10^{-4}$	<0.1
アンチモン	Sb	$<1.3\times10^{-4}$	<0.09
ランタン	La	$<7\times10^{-5}$	<0.05
ニオブ	Nb	$<7\times10^{-5}$	<0.05
チタン	Ti	$<2.1\times10^{-5}$	<0.015
ニッケル	Ni	$<1.4\times10^{-5}$	<0.01
ホウ素	B	$<1.4\times10^{-5}$	<0.01
クロム	Cr	$<8.6\times10^{-6}$	<0.006
ルテニウム	Ru	$<8.6\times10^{-6}$	<0.006
タリウム	Tl	$<8.6\times10^{-6}$	<0.006
ジルコニウム	Zr	$<8.6\times10^{-6}$	<0.006
モリブデン	Mo	$<7\times10^{-6}$	<0.005
コバルト	Co	$<4.3\times10^{-6}$	<0.003
ベリリウム	Be	$<3\times10^{-6}$	<0.002
金	Au	$<1.4\times10^{-6}$	<0.001
銀	Ag	$<1.4\times10^{-6}$	<0.001
リチウム	Li	$<1.3\times10^{-6}$	$<9\times10^{-4}$

注　重量%とは体重70kgの人の重量%
武者宗一郎著『見えざる恐怖食品汚染』より

ましてや十四番目のルビジウム以下の元素についての役割など、ほとんどわかっていない。人間がわかっていようといまいと、多量だろうと微量だろうと、人体に必要なものは、なければ生命維持ができない。

もしも何かが不足すると、たちまち体調不良となってしまう。

では、それをどうやって取り入れるかであるが、これは食物からとるよりほかに方法はない。

そのための最良の食物こそ自然海塩と玄米である。

何十億年にわたり雨は地上に降り注ぎ、川となり地下水となり、地球のあらゆる物質を溶かして海に注ぐ。だから海水は地球上のあらゆる物質を溶かしこんでいるのだ。その海水から水分を除いたものが自然海塩である。当然、自然海塩は地球のあらゆる物質を成分として持っている。

玄米は、種族の生命を次の代に伝えるものである。当然生命に必要なすべての物質を含んでいるのだ。

この二つをとることこそ食養の基本中の基本である。生命を維持し、健康にし、天寿をまっとうさせる基本条件なのである。

それを無知な人間は、塩は純度の高いものを化学的に作り、玄米は精白として最も貴重な生命の源となる部分の大部分を取り去って食用としている。「愚かなるかな人間よ」といいたくなるではないか。

日本は古来より海水製塩が盛んで、とくに瀬戸内海沿岸地方は最適な製塩地帯であった。工業が盛んになるにつれて塩の需要が多くなり、国産では足りずに輸入が増加していった。輸入塩の価格は安く、国内産では太刀打ちできなかった。

何とかして安い輸入塩に対抗しようと研究した結果、イオン交換樹脂膜を使った電気透析法による高純度塩化ナトリウムの製造法を完成した。

これは工業塩としては最適であるが、食用塩としては不適というより大欠陥塩であった。人体に絶対に必要な微量成分がないのだ。

しかし政府はこの点を無視し、昭和四十六年「塩業近代化臨時措置法」として国会を通過させてしまった。国民の健康をメチャメチャにする大暴挙である。こんな毒物を食用としているのは日本だけである。

この法案が議会に提出された時には全国的な反対運動が起こり、五万人にも上る署名による「安全性、有効性不明なイオン塩の全面食用化の実験期日の延期についての請願書」が衆参両院議長あてに提出されたが、これは無視されてしまった。

化学塩に含まれていない微量成分は、他の食品で補うことができるというこじつけによってである。他の食品の微量成分も、調理の段階で大部分捨て去られるという現実を無視（実際はこれに気づかない無知）してである。

わずかに専売公社の特殊用塩取り扱い要項によって、「輸入された天日塩を、いったん真水に溶解し、あらためて製造する再生塩」という方法を残してである。現在市販されている〝天塩〟や〝伯方塩《はかた》〟がこれである。


法律によって本物の塩が作れなくなったことに大危機を感じて立ち上がった人がいる。大阪府立大学の武者宗一郎名誉教授（故人）である。

有志の力を集めて昭和五十一年に伊豆の大島に海水製塩所を開設した。

初めは建築用ブロックを使ったタワー式であったが、間もなくネット式に変えた。

苦心の実験の結果、黒潮を原料とし、太陽熱だけで塩を作りあげた。それは、白銀色に輝く正方晶や六方晶の絶品である。

結晶が大きく、漬物にはよいが、料理にはいささか不向きだった。そこで火を使って煮詰めることにより、他の塩と同じような粒の細かいものができた。現在はこれが主力となっている。

筆者の家で初めてこの塩を手に入れた時には、あまりの美しさに驚きの声を上げたほどである。キラキラ輝く大小さまざまな結晶は、どんな芸術品でもはるかに及ばないという感じを受けた。いまは粒状が主なので、特別に〝漬物用〟と注文をつける必要がある。

一粒を口に含んだ時に口の中で広がる味は、まさに自然の醍醐味《だいごみ》であり、愚妻は「この塩甘いわね」といったほどである。

この自然海塩を使えば、ミソ汁もスマシ汁も煮物も油炒《いた》めも漬物も、すべてコクとまろみと旨味《うまみ》のある素晴らしい味を持つようになる。

一度この味を知ってしまえば、病みつきになってしまう。人間の味覚というものは、必要なものはすべて旨いと感じ、害のあるものはすべて不快感や苦痛を感ずるようにできている。神が個体保護のために、生物に授けた感覚である。

人間の体は、絶対に自然海塩でなければならないのである。

塩の解説で大部を費やしてしまったが、これほど重要な物質がこれほど多くの誤解を受けているものはない。何としてもこの誤解を解いていただきたいということが一つ、もう一つは塩が正食の核ともいえるものなので、正食を理解するために、どうしても知っておいていただきたいということで長くなってしまったのである。

読者は、この章をお読みになって、いままでの定説とは正反対の筆者の主張に驚かれたと同時に「手品ではあるまいに、そんな簡単にいくか」「効果を誇張しているのでは」という感想を持たれた方も多いと思われるが、掛け値はまったくない。

それどころか筆者自身が初めのうちはビックリしたのである。十年苦しんだ病気が十分か二十分で治っていく。視力は海水を点眼した瞬間に視界がパッと明るくなることなど想像もしていなかったからである。

そこにあるのは、神が人体に付与した生命力の偉大さ、人体の精妙無比な生命維持機能である。

われわれは少しばかり手に入れた知識や技術におごり、「自然を征服した」というような、とんでもない態度をとり、神を忘れ、自然に逆らって病気になり、自分たちの知識や技術で治そうとしても、どうしても治すことができないのだ。

もしも人体を知っていれば、原因不明とか拒絶反応などは起こらず、慢性病という言葉は消えてしまうはずである。

このことを謙虚に反省してみることこそ正しい態度ではないのだろうか。

第二章　病源食

文明が作った危険な食物は人類滅ぼす凶器とぞ知れ

筆者は仕事の必要上、デパートやスーパーの食品売場を時々覗《のぞ》く。色とりどりの食品が所狭しと並んでいるが、筆者には〝毒の山〟〝造病食展示場〟と感ずるのである。

読者各位にはいささかオーバーと思われるかもしれないが、筆者は不幸（？）にも〝正食〟なるものを勉強したために、そう感ずるのである。正食の立場から合格点を与えられる食品はそれほど少ないのである。

それらのものは毒のタップリ入った病んだ土地で作られ、調理の段階で貴重な栄養分が捨てられて、これ以上食物としての価値を低くすることができないまでに劣質化し、それにさまざまな毒物を調合した添加物や、薬品に近いような調味料を加えてできたものである。

この章では、それらの食品について個々にその毒性や欠陥、要注意点などを述べたものである。このような食物を、長期間食べ続けることの危険についての認識を持っていただきたいのである。

白砂糖

白砂糖は食物というよりは薬品である。

砂糖は、砂糖黍《きび》や砂糖大根（甜菜《てんさい》）の絞り汁に多くの化学的処理を施して精製される蔗糖《しょとう》（スクロース）で、純度は九十九パーセント以上である。その過程で、原料植物の九十パーセントを占める繊維質とタンパク質のすべてが除去される。

現代人の食事は繊維質不足という大きな欠陥を持っているのに、それをわざわざ除去してしまっているのである。

すでに何回も述べたように精製した物質は、すべて生物にとっては毒物である。

黒砂糖とまではいわないが、せめて四十〜五十年前まであった精製度のやや低い赤砂糖（いまある三温糖は本物ではない。白砂糖にカラメルで色付けしたもので、正体は白砂糖である）に切り替えることはできないものだろうか。少しだが健康に良いからである。

もうひとつ、重要な点を述べよう。

現代の栄養学では、砂糖は〝炭水化物〟として〝ブドウ糖〟などと同列に扱われているが、これは誤り。炭水化物には二種類ある。〝高分子炭化物〟と〝低分子炭化物〟である。たくさんの分子が集まっている高分子炭化物は高級な化合物で、ブドウ糖がこれである。ブドウ糖は、穀物の主要成分である澱粉《でんぷん》から変化したもので安全な食物である。

ここで強調しておきたいのは、「穀物は糖尿病とはまったく関係ない」ことである。論より証拠、正食では糖尿病の治療に玄米を食べても、血糖値は上がらないどころか、確実に下がってゆく。これは、多くの正食指導者や筆者自身が糖尿病の治療食に用いて急速に血糖値が下がってゆくことを確認している。

それだけではない。「白砂糖を食べることによって起こるコレステロールやトリグリセライド（中性脂肪）の増加も、穀物では起こらないのである」（『砂糖の罠《わな》』ビアトリス・T・ハンター著／田村源二訳、日貿出版社刊）

以上、二つの事実から白砂糖と澱粉はまったく別のものであることがわかる。つまり白砂糖は人体に害があり、澱粉は害がないからである。

だから「砂糖は炭水化物の一つで栄養価が高く、カロリーが多いのでタンパク質の燃焼を節約できる優れた食品である」という説は誤りである。

その正体は精製された強い酸性の薬品である。白砂糖を入れたコーヒーを飲んだ時に、口の中に酸っぱい後味が残るのはそのためだ。人間の血液はpH七・四の弱アルカリ性である。この血液の中に強酸性の砂糖が入っていったら、血液のpHを弱めてしまう。そのために本来の役割を果たせなくなってしまう。つまり全身の調子が狂ってしまうという恐ろしいことになるのである。

そして、その最も弱い部分から次々と病気になってゆく。

このことがわからずに、その病気だけを治そうとしても治るはずがない。慢性病というのは、病気の部分を治すのではなくて、血液の正常化と清浄化を行わなければならない。正食がこれである。

血液が正常化すれば、あとは自然治癒力が治してくれるのである。そして、そのスピードは想像以上に速いのである。

砂糖に関する文献より

一　『砂糖病（シュガー・ブルース）』ウイリアム・ダフティー著／田村源二訳・日貿出版社刊から

ダフティーの述懐

私の朝はコーヒーで始まった。それも、ジョッキのように大きなカップに、砂糖とクリームをたっぷり入れたやつを何杯も飲むのだ。昼までに四～五杯も飲むこともあった。だから、昼食時には食欲を失い、昼食の替わりにペプシ・コーラを飲むということになってしまう。こうして夕方までに私の体は砂糖漬けになってしまうので、夕食時に食欲を呼び起こすためには、北京ダックかラングスト・ア・ディアボロが必要になる。彼の食餌《しょくじ》療法を試みたおかげで私は一時的に体の調子が良くなった。が、すぐに元の食生活に戻り、頭痛が再発するまで無茶《むちゃ》な飲食をしてしまうのだ。そして、再び食餌療法と相成る。頭ではわかったが、なかなか実行することができなかった。

　ある夜、私は一冊の小冊子を一気に読み切った。その本に書かれていたことは単純明快なことだった。もし、あなたが病気なら、それは取りも直さずあなた自身の罪であり、痛みは最後の警告である。自分の体をどのように虐待してきたかは、誰よりも自分自身が良く知っている。だから、それをやめなさい。砂糖は阿片《あへん》よりも致命的で放射能の死の灰よりも危険な毒である。大体、こんな風なことが書かれていた。

　私はグロリア・スワンソン（注、アメリカの大女優）と角砂糖の一件（注、この節のもう少し後で紹介する）を思い出した。並大抵のことじゃないけれど一人一人が自分で気がつかなければならない、と彼女は言わなかったか？（注、傍点筆者）砂糖をやめて私の失うものといったら、自分の苦痛以外何もないはずだ。私の意志は固かった。

　翌朝、私は台所にあった砂糖を全部捨ててしまった。さらに、砂糖が含まれている穀物類、果物の缶詰、スープ、パンなども残らず捨ててしまった。すると、食糧棚や冷蔵庫がすぐに空になってしまった。これにはショックを受けた。私は今までレッテルを注意深く読んだことがなかったのだ。それからは、何の手も加えられていない完全穀物と野菜しか食べなかった。

四十八時間もすると、私は吐き気と凄《すさ》まじい頭痛に襲われ、激しい苦痛の中でのたうち回った。もし痛みが警告だとしたら、この警告は強烈な内容の長く複雑な暗号だった。この暗号を解くには数時間必要だった。私には麻薬常用者に関する知識が多少ともあったので、私が彼らに似た状態にあることを渋々認めなければならなかった。私は、今や、彼らが恐怖をもって語る禁断症状（注、好転反応の強いもの）を蹴飛《けと》ばそうとしているのだ。

結局、ヘロインは化学薬品以外の何ものでもない。罌粟《けし》の実から乳液を取り乾燥させると阿片になり、阿片を精製するとモルヒネになり、それをさらに精製するとヘロインになる。砂糖もまた化学薬品以外の何ものでもない。砂糖黍や砂糖大根を精製すると糖蜜となり、糖蜜を精製すると赤砂糖になり、それをさらに精製すると最後に奇妙な白い結晶になる。だから、麻薬売人どもが乳糖（ラクトース）の結晶で純粋なヘロインを水増しするのは不思議でも何でもない。この二つは、グラシン紙（注、亜硫酸パルプを原料とし、光沢をつけ透明に仕上げた薄紙）を通せば全く見分けがつかなくなり、結局は同じ穴の貉《むじな》なのだ。

私はあらゆる種類の化学薬品の禁断症状から抜け出そうとしていた。砂糖、アスピリン、コカイン、塩素、フッ素、ナトリウム、化学調味料（グルタミン酸ソーダ）、それに、私が屑籠《くずかご》に捨てた缶詰や箱に印刷してあった舌を嚙みそうな長い名前の恐ろしい物質の数々。みんなおさらばだ。

約二十四時間、私は非常に辛い思いをしたが、翌朝起きてみるとすべてが変わっていた。前夜疲れ果て、脂汗を流し、震えながら眠りについた私は、翌朝目を覚ますと生まれ変わったように爽快《そうかい》な気分になった。穀物と野菜は神からの賜物のように美味しかった。

続く数日間は驚きの連続だった。痔《じ》は出血しなくなり、歯茎の出血も止まった。肌の艶《つや》も良くなり始め、体を洗うと以前とは見違える肌合いとなった。水脹《みずぶく》れの肉の下に隠れていた腕と足の骨も存在を主張し始めた。早朝ベッドを抜け出すこともできた。こんなことはめったになかったことだ。頭も再び回転しているようだったし、もう問題は何もなかった。シャツはダブダブになり、靴もブカブカになった。そして、ある朝、顔をあたっていると顎骨《あごぼね》を発見した。

この幸福な物語を一言で表現すると、五か月間に私の体重は二百五ポンド《ポンド》（約九十三キロ《キロ》）から百三十五ポンド《ポンド》（約六十一キロ《キロ》）に減り、私の肉体と頭は生まれ変わり、私の生活は全く新しいものになったというわけである。

ある日、私はブルー・クロスのカードを焼いてしまったが、ちょうどその頃、ニューヨーク・タイムズでグロリア・スワンソンの写真を見た。私はすぐに机に向かい、彼女に手紙を認《したた》めた。あなたは正しかった、本当に正しかった、当時私はあなたの言ったことがわからなかったが、今では完全に理解しています、と書き送ったのだ。

それ以来、私は砂糖から解放され、医者や病院の厄介になることも錠剤を飲んだり注射を打つこともなくなった。アスピリンでさえ、それほど用いなくなった。

今では、誰かが角糖の包みを剝《は》がそうとするのを見ると、私はグロリア・スワンソンがあの昼食記者会見でしたように顔をしかめる。そして、何とか彼らをどこか静かな片隅に連れだし、シュガー・ブルースから解放されるのは実に簡単であると告げるのである。

私の話に耳を貸したところで損はないはずだ。

さて、ダフティーとグロリア・スワンソンとの出会いについて述べよう。

ダフティーがまだ砂糖中毒だった頃、ニューヨーク五番街の、ある弁護士事務所で開かれた昼食記者会見の際である。遅れて会場に入った彼に、ミス・スワンソンは隣の空椅子に載せてあった自分のハンドバッグを取り除き、彼の席を作ってくれた。

配膳係が簡単な食事を運んできた。彼はコーヒーの紙コップの蓋《ふた》をとり、角砂糖の包み紙を剝がそうとした時、隣のミス・スワンソンが命令口調で囁《ささや》くのが聞こえた。

「砂糖は毒よ。私の家では使わないわ。私は欲しくありませんからね」

ミス・スワンソンの前のテーブルには何も載っていなかった。彼女はわれわれの昼食に手を付けようとしなかった。農薬などが使われていない果物を一つ、自分のために持ってきていたのだ。彼女はそれをダフティーにも少し分けてくれた。その果物は以前ダフティーが口にしたどんなものよりも美味しかったので、彼は率直にそう彼女に言った。

人々は、伝説的になっているスワンソンの風変わりな食養生法についての噂《うわさ》を耳にしていた。

寄る年波《としなみ》をものともしない彼女について、いくつかの詩が書かれてもいた。彼は、彼女が何か正しいことをしているに違いないと思った。

「毒を食べている人たちを見ると、以前はよく激しい怒りが込み上げてきたものよ」と彼女の囁きは続いた。「だけど並大抵のことじゃないけれど、これは一人一人が自分で気づかなければならないことだと今では悟っているの。もう私の目の前で粉ガラスを食べたって顔をしかめたりしませんわ、どうぞご随意に」（傍点筆者）

さあ、勝手にコーヒーに砂糖でも何でも入れなさい、というわけである。

「白い砂糖を食べるといいわ、命が惜しくないならね」

後に彼はグロリア・スワンソンと結婚した。

ダフティーは桜沢如一の本によって開眼し、不屈の意志力で自らの砂糖中毒を克服した。彼の食養は、むろん正食のアメリカ版だが、その食品の中には干しわかめ、溜醤油《たまりじょうゆ》、タンポポの葉、ソバ、梅干し、海苔《のり》、ふりかけ、などが含まれている。

ダフティーの著書の中に出てくる砂糖の害の主なものを拾いあげてみると、次のようなものがある。

砂糖は脳を狂わせる

頭脳は人体の中で最もデリケートな器官であり、砂糖によって最も大きな打撃を受けるものである。先進諸国では、みな精神異常者の急増に頭を悩ましているのである。砂糖は糖代謝を狂わせ、インシュリンの過剰分泌を起こし、低血糖症という新しい病気を起こすため、発作的精神異常を来たした凶悪犯罪者の多くは、低血糖症であるという。片桐機長の心身症もこれであるという。

数えきれない病気や症状

精神的なものだけでなく肺結核、糖尿病、心臓病一切、冠状動脈硬化症、脳腫瘍《しゅよう》、胆嚢炎《たんのう》、壊血病、低血圧、喘息《ぜんそく》、盲腸炎、骨粗鬆症《こつそしょう》、発作性頻拍症、各種アレルギー、慢性蕁麻疹《じんましん》、神経性皮膚炎、虫歯、テンカン、ヒステリー、腎臓病、便秘、痔、眼病、中耳炎、蓄膿症《ちくのう》、歯槽膿漏《のうろう》、うつ病、集中力低下、記憶力低下。

ざっと挙げてもこんなにある。重ねて述べるが、これらの病気の一つだけを取り上げて、それを治そうとしてもダメである。原因は砂糖によってメチャメチャにされた血液にある。だから血液を清浄化すれば病気は自然治癒力が治してくれるのだ。正食によって血液をきれいにすればよいのである。

二『砂糖は体も心も狂わせる』高尾利数著/ペガサス刊から

砂糖をやめたら悪童が良い子に

一九六四年、リチャード・マッカーネス博士のレポート「悪童マイケル」。

マイケルは、箸《はし》にも棒にもかからない悪童だった。マッカーネス博士がマイケルの食事を調べてみたら、アイスクリーム、種々のケーキ。精製シリアル（コーン・フレーク）、「グデーズ」という菓子類。ボンボン。ミルクセーキ。ミルクチョコレート、白パン等だった。

博士は母親と相談して、それらの砂糖を含んだものは一切食べさせず、野菜と黒パンを主として、肉類も控えさせた。一週間で「悪童マイケル」は良い子になってしまった。博士が試しに以前の食事をとらせてみたら、たちまち悪童に戻ってしまった。

不良少女らが普通の女の子になる

ロンドンの「救世軍」の病院に、十七人の品行不良で青少年犯罪を犯した少女たちが入院させられた。これらの少女たちの食事は、長い間、白パンとマーガリン、ハム、大量の砂糖入り紅茶、缶詰の肉、魚やポテトチップスなどであった。

一年後、病院からスプリングフィールド・ロッジに移されてから、食事は大幅に変えられた。新鮮な果物、ナッツ、野菜、サラダボール・ホイート、パン、ナツメヤシの実、干しプラム、いちじく、はちみつ、チーズ、良質な肉と卵、小麦粉、オートミールだった。

彼女たちの顔色は良くなり、態度も明るく落ち着いてきて問題児などいなくなってしまった。

低血糖症と交通事故

一九七一年、アメリカの内科専門学者H・J・ロバーツ博士は、「ハイウェイの殺人者として暴露された砂糖」という研究発表をした。この中で博士は、「信号の見落とし、交差点の暴走、車線の誤走、坂の上での追い越し、カーブでのスピードの出し過ぎ、ハンドル操作の誤り」などの「隠れた原因」を探究すべきだと主張している。

その重要な源泉は、アメリカ人ドライバーの多数の、機能的インシュリン分泌過剰症による、病的居眠り状態や低血糖症（筆者注、いずれも原因は白砂糖のとり過ぎ）である。

症状が軽いうちに治せ

以上は、比較的軽い症状について述べた。なぜかというと、このままにしておくと、症状は次第に重くなり、いじめ、集団暴行、家庭内暴行などにエスカレートしてゆき、殺人さえも犯すようになってゆく。

ここに述べたような症状のうちに、早期治療をする必要がある。その方法は食事を改めればよい。医者や薬ではダメだ。その食事も、ここの例のように、ごく当たり前の食事で短期間のうちに治すことができる。このような子供にしてしまったのは、すべて親の責任であるから親の責任で治すべきである。食箋《しょくせん》は「準正食」に近いもの（七九ページに載せた食箋に近いもの）でよい。この時に、「自然海塩」をさまざまな形で十分にとることを忘れないでいただきたい。

砂糖過多で塩（自然海塩）不足では

現在の日本人の大多数の人々の食物の傾向は、食品であって食品ではない白砂糖の摂取過多であり、一方では生命の源である自然海塩の甚だしい摂取不足である。

強い毒性を持ち、これ以上ないほど深く広く人体に害を及ぼす白砂糖は大量に消費され、生命の源として、人体に最も重要な食品である自然海塩は、塩といわれる塩ではない精製塩との区別さえ定かでないままに、いっしょくたに扱われて、あたかも害食であるかのごとく取り扱われて、敬遠されている。

白砂糖過多と自然海塩過少の組み合わせは、最悪の組み合わせである。血液の正常な組成を狂わせ、新陳代謝機能をメチャメチャにして人々を病苦に苦しませ、社会生活を大きく狂わせてしまっているのだ。

この状態を続けるならば、日本民族の衰亡につながることを、よくよく認識してもらいたいのである。

この地球上の万物と同様、人間の創り出した精糖も宇宙の永遠の秩序の中に入り込んだ。この殺人剤は、甘い生活を夢見る大食漢を自己破壊に陥れ、雑草人間を除草し、適者生存の法則に従って自然淘汰《とうた》を行う。——ウイリアム・ダフティーの『砂糖病』より

第三章 正食の原理——化学的食養長寿論

—人体の栄養は、燃える有機質と燃えない無機質の両方を必要とする—

自動車は燃料だけでは動かないマシーンの手入れ忘るべからず

『化学的食養長寿論』石塚左玄

夫婦アルカリ論

人類は、その発生以来神のご意思に従った食事をとり、理想的な伝統食を続けてきたが、近代になって文明が発達し、〝栄養学〟と称する理論が生まれ、神の意思に反した食事をとるようになり、その罰として病気にかかり、苦しまなければならないようになってしまった。

いまにして正しい食事をとらなければ、人類は滅亡してしまうかもしれない。

このことを原著からの引用によって確認していただきたい。何故わざわざ原著の引用をするかというと、筆者のいままでの経験によれば、解説文が必ずしも原著の意図を正しく伝えていないことがあるからである。

原著は文語体で若い方にはわかりにくい個所があるかもしれないが、筆者の意のあることをご理解願ってお許し願いたい。

もしも原著と解説に食い違う点があれば、それは原著が正しいとご了解願いたい（引用文は読み飛ばしても結構である。そのすぐ後に現代文の意訳がある）。


蓋《けだ》し人は一個の小天地陰陽の妙用なりと即ち其保健生養に資《よ》る所の滋養成分は本来有機性たる唯蛋白脂肪澱粉（炭水化物）の三燃焼質のみを以て無病長寿に保養し得るものと断定せしは余の大いに同意し能わさる所にして陸産動物の肉をとるも水産動物の肉を食するも其効果大同小異なりと看做《みな》して特《ひと》り蛋白質にのみ重きを置きしか如きは実に化学を活用し得さる論断にして即ち消極的（即ち陰性的）の基礎たる塩分を度外視せしものと云わさる可からす

——中略——

塩類の化学的性質を研究せず従って之に依頼せさるが故に吾人の生命を繋《つな》ぐ所の食物を評してこれは消化すべし彼は消化せさる可しと一一品代《しながわり》せしも実際に方《あた》りて或は消化す可きもの反《かえ》

って不消化物となり或は不消化物と認めしもの卸て消化吸収す可き程度と為ること多し更に之を酷評すれば唯有機性の栄養成分のみを以て食物の消化不消化を品評論定せるは恰《あたか》も相手なき碁客を補へて上手下手を評定すると等しく相手次第に由りて或は名手となり或は悪手となり或は駄目となるか如く吾人食物の消化吸収を論評するも亦之と同一にして例え蛋白質を多有する肉類を調理するに之が取合わせに加里塩の多き那篤倫塩（筆者注、ナトロン塩——ナトリウムのドイツ語）の少なき葱白《ねぎしろ》蒟蒻《こんにゃく》牛蒡《ごぼう》の類を混同し或いは薩摩汁の如くなして合煮すれは其肉は速に軟熟して能く消化吸収すへき程度となるも之に反して生姜を入れさる牛肉及び魚類に佃煮に於る鶏卵の醤油の熬付《いりつけ》に於るか如く其質は凝縮し堅靭《けんじん》性となりて胃下るも消化吸収す可き程度を有せさるや——中略——故に食物中の塩類殊に加里と那篤倫とは有機性の栄養成分と共に倶《とも》に須臾《しゅゆ》も欠く可からす離る可からさる必要成分たるに其化学的性質と効力とを度外視軽視して今日に至るも尚未た蛋白脂肪澱粉と共に之を討究するの域に至らさりしは余の最も遺憾とする所なり（傍点筆者）

文語体という古い文体のために読みにくい感じを持たれた方もおられると思うが、正食の根本原理であるために原文のまま載せた。お許しを乞う。

次に引用文の意訳を載せよう。

現代栄養学はわれわれの健康を保つ食事の栄養分については、有機質であるタンパク質、脂肪、澱粉（炭水化物）の三つの燃焼質のみのバランスをとれば無病長寿が手に入ると断定されているのは私（左玄）には同意できない（筆者注、これをカロリー栄養学という）。これは生体化学を知らない誤った理論である。これは燃えない塩類（無機質）を無視した偏った理論である。塩類の化学的性質を研究しないで、これは消化がいいとか悪いとかいっても、実際にはこれと反対のことも多い。

有機質の栄養成分のみをもって消化不消化を論ずるのは、相手のない碁客をつかまえて名手だ悪手だといってみても、相手次第で名手にも悪手にも駄目となるように、われわれの食物の消化吸収を論ずる場合には同様のことがいえる。

たとえばタンパク質を多く含んでいる肉類を調理する場合にカリ分の多いネギ、コンニャク、ゴボウの類を取り合わせるか、サツマ汁のようにして合わせ煮をすれば、肉は柔らかく消化吸収しやすいようになるが、ショウガを入れない牛肉や魚類の佃煮や鶏卵の醤油イリは、縮んで硬くなって消化しにくくなる。

だから食物中の無機質、とくにカリとナトリウムとは、有機質の栄養分とともに切り放すことのできない必要成分であるのに、いまだにこのことが理解できず、無機質が無視されているのは残念なことである。

いささか長ったらしいので、思いきって要約すると次のようになる。

異種の食物を取り合わせて、ナトリウムとカリウムの程よいバランスを得ると、美味で消化のよい食物となり、健康を維持できると共に長寿をも手に入れることができ、反対にナトリウムとカリウムのバランスを得られない食事をとると、体調を崩して病気になってしまう。

という〝ナトリウム・カリウムのバランス論〟である。左玄はこれを〝夫婦アルカリ〟といっている。これをひっさげて実例で検証してみよう。

まず「肉とコーヒー」は肉の中にはナトリウムが多く含まれ、コーヒーはカリウムの含有量が多い。コーヒーは、肉のナトリウムとカリウムがバランスするまで飲みたくなる。これは自律神経の働き。

煮物は肉と植物の取り合わせでバランスする。肉はナトリウム、植物はカリウムが多い。砂糖と塩はナトリウムとカリウムほどではないが、砂糖はカリウムとよく似た特性を持っている。カリウムとよく似た元素はまだいくつもあり、やはりナトリウムとの拮抗性を持っているのである。

眼は涙というナトリウムを含んだ液で常に潤っているが、疲労や減塩によって涙が薄くなり、十分な塩分を必要とする視神経の働きが弱くなる。こういう状態が繰り返し長期間続くと、視力は落ち眼病になる。白内障や眼底出血などがその初期的なものである。漁師町にメガネ屋がないのは、海岸ではナトリウムを含んだ風が絶えず眼の塩分を補給してくれるので眼が老化しないのである。

ゼンソクは塩分不足の症状の一つである。だから海岸や離島にはゼンソクがないのだ。ゼンソク患者は海岸で転地療法を行うと、たちまち治ってしまうのである。

人体は、カロリー源である有機質と、カルシウムのように骨格や歯を形成するものをはじめ、体調をコントロールする多くの無機質を必要とする。それらの無機質は、それぞれ何かの無機質と拮抗する作用があるから、お互いにちょうどよいバランスを保っているのである。

その大切な無機質を現代栄養学では重視せず、というよりは無関心に近い状態である。そのために無機質不足、あるいは拮抗性の破れのために自律神経の調整がうまくいかずに健康を害しているのだ。

栄養学のポイントの最重要点がここにあるのだ。石塚左玄はその点を衝いているのであり、人類がまったく気づかなかった点なのである。

左玄の食養長寿論では単にナトリウム、カリウムの拮抗論だけでなく、これを中核として食養に関する貴重な理論を展開している。

人類は、その歯牙《しが》の形状から穀食動物であり、あくまでも穀物を主体としなければならないのに、肉食の必要性を云々するのは造化の神の思召《おぼしめ》しにもとるものであるとしている。

またナトリウム、カリウムの特性機能についても筆者は数々の蒙《もう》をひらかれている。それが正食の研究に大きな力となっている。

面白いのはナトリウム、カリウムの割合によって、性格、知能、才能にさまざまな関係があるということである。

では次節で現代人の悩み〝肥満〟を石塚理論で説明しよう。

肥満のメカニズム（一倉仮説（十二））である。

肥満のメカニズム（無機質不足）

たしか昭和五十九年頃だったと思う。ＮＨＫテレビの朝の番組で「ダイエット食」に関する放映があった。

数人の女性と、その道の専門家二人の出席である。まず出席の女性からダイエットの体験発表である。

それは、すべて体調が崩れた体験だった。

「疲れやすい」「気持ちがイライラする」というようなことから、「生理が不順になる」というようなところまで、「体調がよい」とか「快適な気分」というような体験は皆無であった。これに対して専門家が答える。解説する。心得を指導するというようなものだった。その内容については覚えていない。

そしてキメ手はゲスト出席をされたT医大のI先生であった。五十歳前後と思われる肥《ふと》った女性で、背は高く堂々たる体軀《たいく》だった。

I先生の話の要旨とは次のようなものだった。

I先生は一日千カロリーの食事で減量に取り組んだという。そして二週間目には「トリ眼」になってしまったために減量作戦を中止したという。その時に不思議な現象が起こった。「お腹の皮下脂肪は少しも減らずに肩から胸の肉が落ちてしまった」というのである。I先生の結論は「結局減量は失敗でした」というものだった。

二人の先生は何《いず》れも黙して語らずであった。答えようにも答えられなかったからであろう。

この不思議な現象に肥満のメカニズムを解く鍵がひそんでいるのである。


肥満でいかに多くの人々が悩んでいるかは、だれでもが知っている。それでいて現代医学はこれにまったく無力である。「肥るのは食べ過ぎるからであり、肥ると寿命を縮める。だから減食と運動で減量を図りなさい」というだけである。

この医者の指導に基づいて減食をすると何が起こるだろうか。体験された方は文字通り「身に覚えがある」のだが、それは次のことである。

まず来るのは、猛烈な空腹感である。その苦しさはやった者のみが知るというところだろうか。

ほとんどの人は、その苦しさに耐えかねて減食を中止してしまう。そして「自分は何て意志が弱いのだろうか」と挫折《ざせつ》感と情けなさに悩まされる。

ごく一部の人たち――多くは女性だが、やせたい一心で文字通り歯を食いしばり、サッチャー首相もかくやと思われるばかりの鉄の意思で頑張る。その結果、減量には成功するが、十年も年をとったような惨憺《さんたん》たる体になってしまう。

美しくなりたいための減量が、反対に醜くなってしまうのが落ちである。そして体調も同時にメチャメチャになってしまうのである。

減量というものがいかに害があるかは、この事実が雄弁に物語っている。

食べれば肥る。肥れば心臓に悪い。高血圧の心配がある。ベルトの尾錠穴一つ肥ると何年寿命が縮む、とかいわれる。

「食べれば地獄、食べなくとも地獄」ではないか、これでは救われる道はない。

「始めから食べなければいい」といったって、現代食は食べなければ身体が持たないのだ。道はすべてふさがれているのである。

しかし打開の道はある。そのヒントはＩ先生の体験である。これを説明できるのが「石塚理論」なのである。同時に「どうすべきか」も教えてくれるのである。

石塚理論の復習をしてみると、正しい食事の条件は二つある。

第一には有機質と無機質のバランスであり、第二に無機質中のナトリウムとカリウムのバランスである。

そして現代の食事は精製食によって第一のバランスを崩し、減塩によって第二のバランスを崩してしまっているのである。そのために、どんなことが起こるかを図によって説明させていただくことにする。

「肥満説明図」がそれである。これは説明図であるので、わかりやすくするために、栄養素の組成や、食事量などは実際の割合とは違って大切な部分を誇張してある点をご了承願いたい。

①は有機質と無機質のバランスがとれている状態で、そのために体の各機能は正常に働き、健康な状態である。

②は食物を精製したり、塩分を減らした部分食のために、皮・骨・内臓などは、大切な無機質の大部分が取り去られて無機質の不足を来たしている状態である。このような状態では、たちまち健康を損ね、病気になってしまう。

③は無機質が不足すると、たちまち自然治癒力が働いて無機質摂取命令を発する。「もっと無機質をとれ」というのである。この無機質不足を解消する方法は、「もっと食物をとる」こと以外にない。

「無機質だけとる」というわけにはいかないので、ごくわずかしか無機質を含んでいない精製

図1　肥満説明図

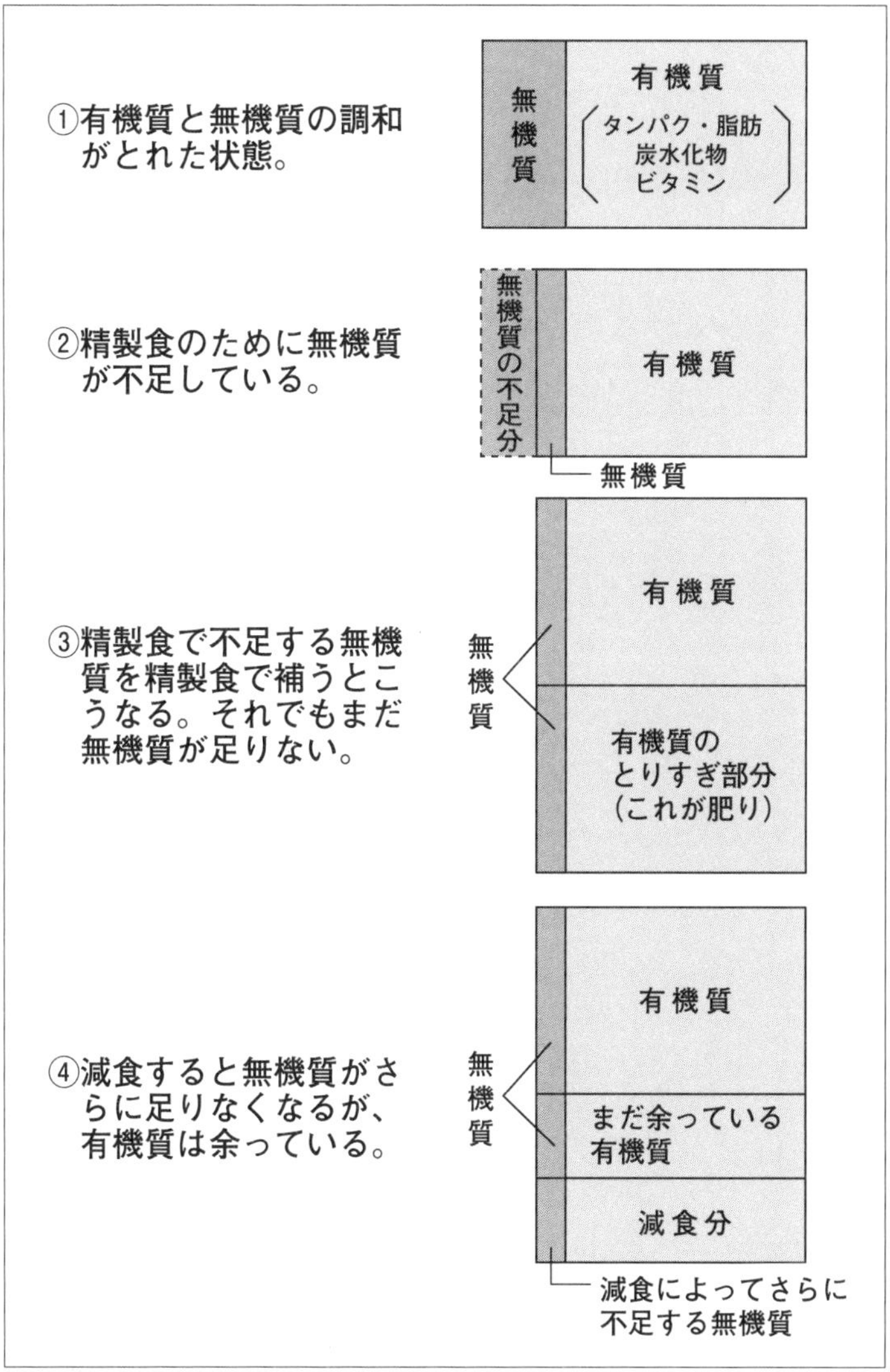
①有機質と無機質の調和がとれた状態。
無機質
有機質
タンパク・脂肪
炭水化物
ビタミン
②精製食のために無機質が不足している。
無機質の不足分
有機質
無機質
③精製食で不足する無機質を精製食で補うとこうなる。それでもまだ無機質が足りない。
無機質
有機質
有機質のとりすぎ部分（これが肥り）
④減食すると無機質がさらに足りなくなるが、有機質は余っている。
無機質
有機質
まだ余っている有機質
減食分
減食によってさらに不足する無機質

食・部分食からとるのだから、「必要な無機質をとるためには、不必要な有機質も同時にとらなければならない」ということになる。

これが「食べ過ぎ」であり、食べ過ぎによる不必要な有機質は皮下脂肪として万一の場合に備えて貯蔵される。つまり肥満である。

肥満は有機質と無機質のアンバランスな欠陥食を食べることから起こるのである。「おいしいからといってたくさん食べる」ことから起こるのではない。人間の体は、そのようなムチャをやり続ける危険をおかすことなど、自然治癒力は絶対に許さない。十分な栄養をとれば食欲はなくなってしまう。つまり「食べたくなくなる」のだ。「食べ過ぎ」は必要な無機質をとって体調を維持するための「やむを得ない」ことである。「食べ過ぎなければ健康を保つことができない」という状態をひき起こすのが精製食、部分食という欠陥食なのである。

しかし悲しいかな、肥満という犠牲を払ってまで過食をしても、その食事はあまりにも欠陥の度合いが多すぎるために必要な無機質がまだ不足する。この不足がさまざまな体調不具合になって表れてくるのである。いくら薬をのんでも治らないのはこのためである。

だから健康を回復するためには「有機と無機のバランスのとれた食事をする」ことなのである。それが「正食」である。そして正食の主体となるのは玄米が最良。

「正食」をすると、体調の不具合は普通三～四日、かなり悪化していても一週間で治る。肥満は三か月くらいで自然に解消するのである。何の苦痛もないだけではない。全然意識せずに減量できるのである。正食さえすれば、肥満解消など、だれでも、どこでも、いつでも、できる。金もかからず手間ヒマかけずにである。昔の人が、

「腹いっぱいは病気のもと
腹八分目は健康のもと
腹六分目は長生きのもと」

といったのは、昔の人が食べていた必要な無機質を十分に含んだ食事についていっているのである。現代の無機質不足食では、たちまち病気になってしまう。食べ過ぎても、まだ必要な無機質をとれない欠陥食を「食べ過ぎるな」というのは間違いである。

こんなことをすれば、確実に体をこわしてしまう。だから自然治癒力が「もっと食物をとれ」と命令する。これが減食による猛烈な「空腹感」なのである。

④は欠陥食のまま、――つまり③の状態の食事をしていた人が、食事の質を変えずに減食した場合の説明図である。

③の場合でさえ不足していた無機質がさらに不足する。この不足分を補うことは食物からとれないので自らの体から補うよりほかに方法はない。それも生命に別状のない部分からである。

I先生の「肩から胸の肉が落ちてしまった」ということがこれに当たる。それでも無機質が

不足するのである。それが「トリ眼になった」原因である。さらに減食を続けていれば、次々に体の各部に異常を生ずるのである。ダイエット食がこの実証である。

それにもかかわらず「お腹の皮下脂肪は少しも減らなかった」というI先生の言は、④の図でおわかりのように「有機質はまだ余っている」ことで説明できるのである。

私は減食を試みて失敗した何人にも様子をきいてみたが、ただ一人の例外もなく「手足や肩、ももの肉が落ちたが、腹の皮下脂肪はほとんど減らなかった」という返事が返ってきているのである。I先生とまったく同じなのである。

以上が肥満のメカニズムで、減食のメカニズムに関する私の「一倉仮説」である。

さらにこのメカニズムから推論を進めると、I先生の場合に皮下脂肪が減らなかったことは、「千カロリーでもカロリーはまだ余る」ということである。一日二千二百カロリーとは、無機質不足食のことなのである。

第四章 正食法入門

正常な体温維持が人体の健康守る秘訣とぞ知れ

正食の基本理論

人体は自然の産物である。

それは自然の原理の上に成り立っている。健康の原理とは〝陰陽のバランス〟であることはすでに述べた通り、「ナトリウムとカリウムのバランスの上に成り立っている」というのが石塚理論であり、これを〝陰陽〟に置きかえた桜沢理論により〝陰陽のバランス〟ということになる。この理論こそ宇宙の根本原理であることはすでに述べた。

しかし現代医学にも栄養学にもこの理論はない。わずかに未開発国の食事に、この理論の実際的な証明が見られるだけとなってしまった。

これが、すべての文明国において病気が急増している根本原因である。

いくら健康を望んでも、この「陰陽原理」に基づかない限り健康は絶対に手に入らないのだ。

そこで、まず「陰陽原理」の説明から入らせていただく。

食物の陰陽原理

「正食理論」では〝陰〟はカリウム、〝陽〟はナトリウムのことである。石塚理論を〝陰陽〟と置きかえ使っているのである。

〝陽〟の特性は温める(温かい)、明るい、動く、締まるというようなものであり、〝陰〟は冷やす(冷える)、暗い、動かない、ゆるむなどが主なものである。

その人体におけるバランスは、カリウム〈5〉~〈7〉対ナトリウム〈1〉というのが石塚理論である。これは、ナトリウムとカリウムのそれ自体のバランスではなくて、人体が健康状態にある時をもって「陰陽のバランス」といっており、実際の陰陽のバランス点よりやや陽側にあるほうが良い。熱は常時発散するので常時補充が必要だからだ。人間は温血動物だから、その陰陽のバランスは陽側にあるわけである。

それは脇の下で計って三十六度~三十七度である。「この範囲が健康状態であり、この範囲

を超えると病気になる」（一倉仮説（十三））のである。

その基本メカニズムは次の通りである。

人間の食物は、それが自然の状態では必ずナトリウムとカリウムの両方を含んでいるといっていい（二四ページの表――〝ナトリウムとカリウム含有量〟を参照）。そのためにナトリウムの含有量の少ない食物を多くとり、カリウムの含有量の多い食物をとっていると、カリウム過多でナトリウム不足となり、カリウムが多すぎる場合は血液が陰性化する。

カリウムは身体を冷やす。これが〝冷え性〟といわれている状態である。さらにカリウムの特性のところを参照していただけば、カリウムはゆるむ、動かないという特性を持っている。そのために全身の筋肉がゆるんで筋肉の働きが弱くなる。そのうえ寒い時期だと、冷えてなお筋肉の動きを悪くする。お腹を冷やすとお腹をこわすのは、胃や腸の筋肉の働きが弱って消化不良を起こすからである。

さらに腸を冷やすと腸の筋肉の蠕動《ぜんどう》が悪くなって、腸内の食物を下に押し下げる力がなくなって便秘する。

また寒い時期の駅伝競走などでは、朝の気温が低い時に筋肉が冷えて動きがにぶくなる。それをムリに走ると筋肉にムリがかかってケイレンを起こす。ケイレンは、「これ以上筋肉を動かすと、筋肉が傷んでしまうので走るのをやめなさい」という自然治癒力の信号である。

テレビで見た駅伝競走の第一走者の朝食が、「パンとコーヒー」だということでは、パンが陰性、コーヒーも陰性、そして砂糖が陰性、わずかにミルクだけが陽性だが量が少ない。ケイレンが起こるのが当たり前である。

以上は陰性症状の一部だが、それだけではなくて全身の筋肉がゆるむ、心臓の筋肉がゆるみ、力が落ちて十分に全身に血液を送れなくなる。肺の呼吸筋がゆるんで十分な空気を肺に送れなくなる。視力も落ちれば脳の働きも弱くなる。消化器の働きも弱くなる。

このような陰性が長期間続くと、さまざまな陰性症状が起きて数十、いや三桁以上にも及ぶ体調不良が起こってくる。これが続くと本格的な病気になってゆく。

現在の日本人の大部分は、「塩分ひかえめ」のキャンペーンによって陰性体調となり、これがもとでさまざまな病気になって苦しんでいるのである。

反対に身体が陽性化しすぎたらどうなるだろうか。体温が高くなって熱を体外に放出しなければならず、貴重なエネルギーを浪費する。ちょっと動いても体温が上がる。これが長く続くとどうなるか。夏季の状態を考えればわかる。

体温が高くなるのを防ぐために汗を出す。汗とともに発熱体である塩を体外に出す。汗はその外に老廃物も出せば、貴重なミネラルも体外に出してミネラル不足を起こす。

汗で塩分が出てゆくので、その分身体は体温上昇を防げるが、塩分不足で陰性になる。同時にさまざまなミネラルを体外に出してしまうので、ますます体調調整がやりにくくなって身体がだるくなり、動作はノロノロ、頭に送る血液も塩分不足になっているので頭がボーッとして頭を使うのがいやになる。ムリに頭を使えば脳細胞が破壊されるので、十分に頭を使うことができなくなる。これは酷暑の候に仕事がいやになることでわかる。

また暑いので水分をとると、血液が陰性になって、ますます疲れる。だるくなる。食欲がなくなる。これが体力を弱めるというように、連鎖的に作用する。

ところで自然治癒力と体温の関係はどうなのだろうか。自然治癒力は、体温が正常の時に最もその力を発揮できるようにできていることは、神様にお伺いを立てなくともわかる。

ということはムリや不摂生で体調を崩したりした時に体温が正常で自然治癒力が旺盛ならば、病気にならずに済むし、体調の回復も早い。

病原菌の侵入にも自然治癒力が退治する。

以上のように考えてくると、正常な体温こそ健康維持の基本であることが理解される。われわれは、あらゆる努力を払って体温を正常に持ってゆかなければならない。それが健康を守る道である。

それにもかかわらず人間は、体温を正常に維持することこそ健康のもとという概念が薄いのである。とくに食物によって正常な体温を維持する方法の研究をほとんどやっていないという、まったく奇妙な現象があるのだ。

その方法は、人体の健康を守るための正食理論の実践が主体であることは誤りないことである。

近時の日本人は間違った減塩運動により、塩分を控えて身体が陰性化して体調を崩し、苦しんでいる人が多くなっている。一億半病人といわれるほど病人が多いのも、その主要原因は塩分の摂取不足による体温不足なのである。

人体の陰陽症状

正常な体調を知るためには、どうしたら良いか。その方法は何かということになる。しかし、心配はご無用。体感でわかるからである。いうまでもなく健康の時には快適であり、体調不良の時には不快なさまざまな症状があるからである。これだけでは漠然としているので、具体的に列記してみよう。

㈠陽性の人（健康状態）

○血色が良い
○快活
○動作がキビキビしている
○声が大きい

○スタミナがある
○集中力がある
○激しい運動をしても疲れが翌日に残らない
○あまりカゼをひかない
○暑がりで冬に強い
○手の平がいつも乾いている
○冬、冷たい床に入っても十分か十五分で足をフトンの外に出してしまう
○寝つきが良くて熟睡する
○睡眠時間が短い
○朝五時には自然に目が覚めて、その瞬間から頭が正常に回転する
○快食、快便
○小便は冬で一日四〜五回、夏は二〜三回以内
○アルコールに強い
○果物と甘い菓子がきらい

(二)陰性症状(不健康状態)——中陰性くらいまでで、強陰性は除く。

○冷える

身体中冷えるが、とくに手足が冷える。つまり冷え性。寒がりで、いつも厚着をしている。

靴下をはいて寝る人もいる。夏には強い。
○疲れる
疲れやすく、スタミナがない。集中力がない。根気が続かない。身体全体がだるい。長時間立っていられない。
○顔色が悪い
○痛む
原因不明の慢性頭痛。とくに午後になるとひどくなる（レントゲンで調べる。脊髄《せきずい》液を調べる。頭を切開する寸前で、筆者は卵醤だけで治した例をいくつも持っている）。肘《ひじ》が痛む。背中が痛む（肉の食べ過ぎ）。腰痛、下半身が痛む（魚の食べ過ぎ）。膝痛。足首が痛む。空腹時に胃が痛む。
○胃ケイレン
○ドライ・アイ
○胸がむかつく
○目が疲れる
目が疲れる。目がかすむ。視力が落ちる。視界が狭くなる。近視、遠視、老眼乱視がすすむ。
○凝る。こわばる。
肩から首筋が凝る。五十肩。膝がこわばって座れない。こむらがえり（運動中、就寝時、水泳中、ゴルフ中など）。手の平の一部に固いシコリができて痛む、手指が曲がらない。

○むくむ
下肢がむくむ。顔がむくむ。腹や背中がむくむのは重症に近い。
○神経痛、リウマチ
○ノイローゼ
○水虫
○下痢
○常習便秘
○出血、下血（血便）
すぐ鼻血が出る。小さな傷でも血がとまりにくい。歯ぐきから出血する。血便が出る。
○皮膚が弱い
すぐかぶれる。皮膚が荒れる。シッシン。化膿《かのう》しやすい。霜焼。赤切れ。
○臭い
足が臭い。息が臭い。ワキガ。
○虫歯（陽性の人は歯をよく磨かなくとも虫歯にはならない）
○めまい。目ぼたる（光視症）。立ちくらみ
○貧血、血がうすい。出血がとまりにくい
○食欲不振

○動悸《どうき》。息切れ
○手足のマヒ。シビレ
○円形脱毛。抜け毛。枝毛。ネコ毛
○手の平、足の裏がシメッている
○乗物に酔いやすい
○不眠症、寝つきが悪く、眠りが浅い
○朝寝坊（七時すぎまで寝ていたい人は強陰性）
○小便の回数が多い
○目がさめても、しばらくはボーッとしていて頭が回転しない
○低体温
○痛風
○心臓肥大
○花粉症
○アトピー性皮膚炎
○白内障
○中耳炎
○蓄膿《ちくのう》症

○糖尿病
○痔《じ》
○低血圧、不整脈、結滞
○高血圧
○登校拒否、非行
○おもらし
○ボケ
○寝たきり老人

以上にあげた陽性と陰性の体調は、多くの人々が体感しているものだろう。これによって自らの体調が陰性か陽性かを明瞭に知ることができる。陰性ならば陽性食をとればよい。では、どんな食物が陰性で、どんな食物が陽性かということになる。

それを教えてくれるのが「食物陰陽表」（表3）である。これは、食物のナトリウムとカリウムの量と比率に基づいて作られたものである。しかも実際に用いて、その正しいことが確認されている。何のことはない。ナトリウムの含有量が多くて、カリウムとの比率が高いほど陽性が強い。その反対が陰性の強い食物である。

正食法では、まず人体の陰陽を明らかにし、陰性体質または陰性病には陽性食をもってバランスをとり、健康を回復させるのである。また陽性は、もともと健康状態なので特別の場合を除き、陰性食をとってバランスをとる必要がないのである。
ゆえに、ここでは陰性の人を対象とした体調調整法だけに限定させていただく。

陰性体を調整する

一、自らの身体の陰陽を確認する

体調調整表（表4）を見て本文の体感症状を参照しながら、該当する症状を陰性症状または陽性体調欄に記入してゆく（記入例のように）。確認欄には、不調は△印、快調は○印を記入する。

陰性症状の多い人でも、一つか二つ陽性体調を持っているという場合があれば、それは陽性欄に、陽性体調の人でも一部に陰性症状を持っている場合には陰性欄に記入する。終わったら、陰性症状が多い人は陰性であり、陽性体質が多い人は陽性ということになる。

二、陰陽のバランスを恢復する

陰性の人は、最初に卵醤を三～五日間一日一個をとる。これによって陰性症状の多くがウソのように消滅してしまうという考えられなかったことをまず体験することになる。

しかし卵醤は非常食なので、平素は陽性食で身体の陽性を維持するのである。

この際に筆者がいつも手こずるのは、少し陽性食をとると、まだ必要量の数分の一しかとらないのに、それ以上とろうとしない人が非常に多いことである。「塩分のとりすぎ」が頭にこびりついているからである。まだ手の平がしめっているのに、である。

大切なことは、食物陰陽表を見ながら思いきって陽性食をとり、体質をいったん強陽性に変えてしまうことである。それによって陽性体質がいかに快適なものであるかを知ることである。次に陰性食を増やしてみると、途端に快適さが消えてゆくことを体験することである。この両方を体験して、初めて正食の意味を知ることができるのである。

食事による体調の変化の早さは驚くべきものであり、食事こそ健康に最も大きな影響を及ぼすことを知ることができる。こうなれば、あとは簡単、自分で自分の体調を自由にコントロールできるようになる。そして体重（kg）を身長（m）で二回割る（体重÷身長÷身長）ことで算出した数字（BMI）が一八から二二までを適正とする。

これで万事オーケーである。といいたいが、これではまだ「正食の正統」ではない。というのは正統は〝玄米〟であり、動物質は一切シャット・アウトしたものだからである。

しかし正統は初めかなりの抵抗がある。それはムリからぬことではあるが、難病、奇病に対してはは目を見張るような効果がある。それについては、まずは〝入門〟ということで陰陽のバランスを主としたのである。

正統ではなくとも体調恢復、健康維持には十分な効果がある。まずやさしいところより始めるわけである。〝正食入門食〟をまず行うことをおすすめする次第である。

陽性				記事
弱陽性	中陽性	強陽性	超陽性	
黄	橙	赤	赤外線	すべての物質の色は、その物質の陰陽を表している
	A	E	D	
	塩からい	苦い	渋い	味で食物の陰陽がわかる
・あわ ・ひえ ・ごま	・そば			
・かぼちゃ ・ごぼう ・にんじん	・ふき ・山芋	・自然薯 ・朝鮮人参		・根菜類は弱陽性 ・白色野菜は弱陰性 ・緑色野菜は中陰性 ・穀類は中性 ・上記以外は強陰性と覚えておけばよい
(陽性が強く、老廃物が多いから、注意すること)				
・鯉 ・牛乳	・淡水魚 ・白身海魚	・赤身海魚 ・甲殻類 ・貝類 ・塩干魚		
・バター ・チーズ	・鳥肉 ・獣肉 ・クン製		・卵	
	・油 ・ミソ ・ショーユ	・自然塩	・食卓塩	・油は光熱を発するので陽性 ・食卓塩は精製してあるので害食である。
・番茶	・三年番茶 ・ほうじ茶 ・タンポポコーヒー	・梅醤番茶 ・梅番茶		

太枠の中は治療食の場合は禁忌食となることが多い。

表3 食物陰陽表

	陰性				中庸
	超陰性	強陰性	中陰性	弱陰性	
色	紫外線	紫 藍	青	緑	
ビタミン		C	B		
味		えぐい	辛い すっぱい	甘い	
穀物		・パン（イースト）・小麦・大麦・うどん ・パン（酵素）		・白米 ・とうもろこし	・玄米
野菜 海藻	・わらび ・ぜんまい ・たけのこ	・生しいたけ ・なす ・トマト ・ジャガイモ ・とうがらし ・しょうが ・大豆	・干しいたけ ・きゅうり ・しゅんぎく ・さといも ・さつまいも ・ほうれんそう ・納豆 ・こんにゃく	・大根 ・かぶ ・ねぎ ・玉ねぎ ・白菜 ・小松菜 ・あぶらあげ ・緑色海藻	・れんこん ・小豆 ・黒色海藻
果物	・バナナ ・熱帯性果物	・レモン ・みかん	・柿・なし ・もも・すいか ・ぶどう	・いちご ・りんご	
鳥獣類	※				
魚介類	※（陰性が強いからなるべく食べないほうがよい）				
調味料	・とうがらし	・こしょう ・酢	・白砂糖 ・蜂蜜	・黒砂糖	
飲料	・コカコーラ ・ワイン	・ドリンク剤 ・コーヒー ウイスキー	・緑茶 ・ウーロン茶 ・ビール	・紅茶 ・日本酒	
化学合成品	すべて陰性、副作用の強いものほど、陰性が強い。塩分によってかなり中和できる。				

注 1. おおよその目安で厳密なものではない。2. 産地、品質、部位により陰陽の強さが違う。

表4　体調調整表（記入要領）不快の時は△　快適の時は○

あなたの自覚症状を書く　　陰　性（ネクラ）

	食事＼体調	手足の冷え	手の平しめり	朝寝坊	疲れやすい	慢性頭痛	寒がり	便秘	五十肩	腰痛	その他	あなたの自覚症状を書く					
	確認	△	△	△	△	△	△	△	△	△							
①	卵醤 3日続け	○	○	○	○	○	○	○	○	△							
②	陽性食──→1週─続け ・ミソ汁を濃く ・味付濃く																
③	陰性食──→3日続け（やらなくてもよい） 果　物 菓　子	△	△	○	△	○	○	△	△								
④																	

陽　性（ネアカ）

	食事＼体調	動作活発	スタミナあり	血色が良い	声が大きい	陽気	手の平が乾いている	早起き	暑がり	あなたの自覚している事項							
	確認	○	○	○	○	○	○	○	○								
①																	
②	（陽性の人は食事を大きく変える必要はなし）																
③																	

記　事

①禁忌食（体調が陽性化したら、少しゆるめるのはよい。具合が悪くなったら、もとに戻す）

A. 水分は極力控える。ノドが渇いたら、少量ずつ小きざみに水をのむ（ノドの渇きがとまるまで）。

B. 精白米（100%）、白パン、果物、甘味品、生野菜、酢、牛乳、ビタミン剤、食卓塩、ドリンク剤

C. 強陰性食

②必須食

A. 始めの3~5日間は卵醤1日1個、有精卵がよい。無精卵の場合は吐くことがある。この時は2回に分けて呑む

B. 濃いミソ汁（赤ミソ　又は八丁ミソ、白ミソはダメ）

C. ゴマ塩（ゴマ8：自然海塩2）たっぷり

D. 根菜類、白色野菜（味付は塩味をきかせる）

E. 海藻類

F. たくあん、梅干し、ミソ漬け

G. 主食は玄米が難しい場合は、歩づき米（五分づき、七分づき、胚芽米等）、精白米の時は、麦、アワ、ヒエ、キビなどを30%以上混ぜて食べる

H. ひと口40回以上かむ。

I. 動物質はあまり食べたくなくなるから、自然にまかせる──まったく食べないのが理想

第五章 完全食玄米

玄米は神の賜いし食物ぞ健康長寿の福ぞさずかる

完全食玄米

永い歴史の中で日本人は玄米を食べてきた。玄米を搗《つ》いて白米とするのは、仁徳《にんとく》天皇の時代に始まったということであり、大衆化したのは元禄時代だという。この頃から日本人の健康は損なわれ始めたのであろう。

稲の実である玄米の役割は、稲の生命を次の代に伝える大切なものである。だから籾《もみ》という丈夫な殻で外側を包んで実の傷むのを防いでいる。

この殻を取り去ると玄米であり、それは生命体に必要なすべての成分を完全に、しかもバランスよく備えている。それ故に玄米は完全食である。種子ほど素晴らしい食物はないのである。ところで水田で作られる水稲と、畑で作られる陸稲とあるが、陸稲は主食としてはほとんど用いられていない。陸稲は単に不味であるというだけで主食の座から外されたのではない。食物という点から見れば、水稲は陸稲よりはるかに優れているからである。ナゼだろうか、その点を考えてみよう。

陸栽培では、作物が土中から養分を吸収すると、その分、土中の栄養分は減る。減った栄養分は肥料として補充してやるわけだが、これがなかなかうまくできないのだ。

昔は人糞《じんぷん》という素晴らしい肥料に堆肥《たいひ》を混ぜたので、かなりなところまで栄養分を補充できたのだが、決して十分とはいえない。というのは吸収される栄養分は作物によって特定されているからである。それらの不足する栄養素の中で無機質こそ大切である。

無機質は、栽培から始まって人間の口に入る全経路において常に無視されている。

施される肥料は窒素、カリウム、リンの化合物で、化合肥料なので有機質は含まれていない。かつては無機質をかなり補給できた人糞、堆肥などはほとんど施されない。

有機質を含んでいる人糞や堆肥を使って栽培する農法を〝有機農法〟といっている。これは化学肥料という非有機肥料を使わないところからきているのだろう。

人糞や堆肥は有機質も無機質も両方含まれているのだから、完全肥料とか総合肥料というほうが、より正しい呼び方だろう。

余談はやめて次に進もう。現代の農法は無機質を含まないので、連作をすると耕土中の微量無機質はますます不足してゆく。これが連作障害を起こす。そこで「輪作」ということになる。だから陸作物はどうしても無機質不足を起こす。つまり栄養失調作物である。このため陸稲などはうまくないのである。その点、水田は恵まれている。そこで使われる水は地中・地上を流れてくる。その間にさまざまな無機質が自然に溶けこんでくる。文字通り「ミネラル・ウォーター」と呼べるものである。

そのミネラル・ウォーターが水田には次々と流れこんでくる。たとえ耕土中に必要な無機質が不足していても、作物は流れてくる水の中に含まれている無機質を吸収できる。

だから陸作ではできない連作が可能であり、陸作より美味である。水稲は何百年間連作しても連作障害は起こさない。これこそ自然の恵みである。

昔の人は水田のクロに大豆を播《ま》いた。これは連作が可能である。田のクロは毎年水田の耕土を上げて〝クロ塗り〟をして、クロの保守を行うからである。そのために水田の土に新しい栄養素が加わるのだ。

多くの人々は、水稲の連作については昔から行われているために、その連作に「無機質の補給が自然に行われている」ことを認識していないのではないか。もしもこの認識があれば、現在行われている水耕栽培で、連作障害に悩むということはないはずである。

右の通り考えてくると、水田作りの玄米こそ完全食であり、地上最高の食物であることがわかる。麦は陸作だからどうしても無機質不足を起こすため完全食とはいえないのである。玄米は完全食だから、「玄米だけ食べていれば他のいかなる食物もいらない」といえるのである。ただし、それは昔の話。

現今の玄米は昔のように良質の耕土ではなく先に述べた通り、かなり質が落ちている。人糞肥料や堆肥を使わず、そのうえ農薬という毒物をタップリと施すために土中の微生物や小動物がほとんど死滅して、しかも冷たい土壌になってしまった。死に瀕《ひん》した土壌で育ったために、かなり質が落ちている。ここに現代人の不幸がある。

といっても、これは昔に比較しての話で、水田玄米が最高の食品であることに変わりはない。その玄米を精白という愚行によって、見た目は良いが食品としては甚だしく劣るものにしてしまう。

精白によって糠《ぬか》として剝《は》ぎ取られてしまう部分こそ貴重この上ないものである。では糠は別に食べればよいかというと、そうはいかない。玄米から剝ぎ取られた糠は、その瞬間から猛烈な酸化が始まり、強い陰性となってしまうからである。食品には不向きである。

玄米は生きている

玄米と精白米とは、食品としての決定的な違いがある。玄米は生きているが、精白米は死んでいるということである。

玄米を水につけておくと発芽する。ということは、「玄米は生きている」という証拠である。

ただし夏を越すと発芽しない場合がある。

生きているから玄米の成分は変質していない。だから生命力を持っている。「炊けば死んでしまうではないか」と思われるかもしれないが、それは違う。

野菜でも魚でも、新しいものが良質である。それは死んでからわずかの時間しかたっていないため、成分の変質が少ないからである。

玄米は炊く寸前まで生きていたために、とりたての野菜や魚のように新鮮なのである。

白米は精白された時に死んでいる。そのため搗いてから二週間ほどすると水分がとんで、まずくなる。

玄米は生きているから〝新鮮な食物〟であり、しかも完全食である。この最高、最良の理想食が精白されて欠陥食になっているのは残念である。

そのために無機質不足という欠陥食となり、決定的な無機質不足を起こし、数えきれないほどのさまざまな病気——それも、ほとんどが原因不明ということになっている——を背負いこんで苦しんでいるのである。

そのうえに「塩分控え目」ということで病気をエスカレートさせ、邪食や有害な添加物をタップリと摂らされているのである。それでも結構長命の人もいる。人間とはタフな動物である。

ところで玄米が敬遠される理由は、色がクスんでいるとか、炊き方がわからないためにボロボロで不味だというだけでなく、農薬などが糠の部分に最も多く付着しているために、「食べたくとも食べられない」という人も決して少なくない。その点はどうなのだろうかという疑問がつきまとう。

この点を説明させていただくこととする。それは、糠の部分に多く含まれる「フィチン酸」の力である。

フィチン酸

玄米反対論はいろいろあるが、玄米を研究せずに自ら食べてみたこともない人が反対するのには困ったものである。

「玄米でなくとも栄養素は他の食物からとれる」という論がある。これとまったく同じことが「食塩はイオン交換法にするか自然海塩か」という論争にあった。「自然海塩の中に含まれている微量成分は他の食物で十分に補充できる」というもので、専門家の不勉強と怠慢のために、どれだけ多くの人々が病に苦しんでいるかは話にもならないのである。

だから私は、こと食物に関しては自分で確認しない限り絶対に信用しない。

灘《なだ》の宮水を微量分析して、その通りの成分を配合しても宮水と同じものはできないという。人間なんてそれほど無力なのだ。自らの無力を認識して謙虚になってもらいたいのである。

表5 水銀排出量比較表

	玄米のみ（PPM）	白米＋ビタミン類（PPM）
水銀含量（1日量）	0.09	0.04
排泄物の水銀量（1か月間の平均1日量）	0.075（排出率83％）	0.001（排出率2.5％）
差（体内残量）	0.015	0.039

玄米の表皮――精白すると糠になってしまうが、これにはさまざまな有害物質――重金属、残留農薬――などが多量に含まれているというのである。これは確かにその通りである。しかし、これは「一を知って十を知らぬ」ものの短絡した意見である。

有害物質が玄米に含まれていることと、これが人体に有害であることは別のことである。フイチン酸は、専門家の説明によれば酵素の一種で「ビタミンB群中の一つであるイノシトールと六個のリン酸の結合したもの」であり、放射性物質や重金属類と結合して体外に排出する働きを持っている。

その証明として表5をご覧願いたい。

これは、『薬のいらぬ健康法』（中川雅嗣・寺島文夫著、文理書院刊）の五十七ページにあるものである。

どうであろうか、玄米の中には確かに水銀が白米よりかなり多く含まれているが、その八十三パーセントは排泄されてしまう。白米の中に含まれる水銀の排出は、たった二・五パーセントである。体内残存量は、白米のほうが玄米の二倍以上という実験結果が出ている。

白米にはフイチン酸が含まれていないか、ごく微量のために水銀を排出する能力が非常に低いのである。危険度は玄米より白米のほうが大きいのである。

玄米危険論者の中には、重金属類や放射性物質だけでなく、人体に必要な無機質まで排出してしまうから、そこに危険がある。という意味の意見があるが、食品中の無機質などまったく無視していながら、フイチン酸になると、突如として無機質有用論が出てくる。ご都合主義もいい加減にしてもらいたいものである。

この説に対する筆者の見解を述べてみよう。

東洋医学に瀉血《しゃけつ》という療法がある。これは体内の毒血を〝吸玉〟と称するチューリップ型のガラス器を当てて、真空吸引によって吸い出すという療法で、筆者も時々行っている。昔の人は、これをヒルに吸出させた。

吸出された血液は、ほとんどの人がとても血液とはいえないドス黒いゼリー状のもので、チリ紙の上にとると、盛り上がった固まりで流れない。正常な血液は強烈な真空吸引によっても体外には出ないのだ。人体の不可思議をマザマザと見せつけられるのである。

筆者の血液は十五分間も吸引しても、ごくわずかの赤い血液が出るだけである。血液が清浄なせいだ。これが筆者のスタミナのもとであろう。二十年以上も汚れた玄米を食べ続けているのにである。もう一つは、

筆者の血液は塩分十分の陽性血液のために、陰性の農薬やさまざまな添加物をかなり中和している（一倉仮説（十四））ためであろう。

この例のようにフイチン酸も人体に有害な物質だけを体外に排出し、有用な無機質まで体外に排出するようなヘマを神様がしでかすはずがない。その仕組みは筆者にはわからないが、筆者は神様のやることにソツがあるはずはないと固く信じている。目のあたりにそれを見ているからである。

現在玄米食を食べておられる方も、これから玄米食を始めようとされる方も、どうか安心していただきたいのである。

玄米食の威力はどんなものか

玄米の威力を、簡単に書ききれるものではない。すでに述べたように地球上における最高の食物であり、これの代替品はない。むろん、これに次ぐものはあるが、それらはすべて禾本科《かほんか》の食物の種子である。禾本科というのは地球上の動物にとって、いつの場合にも最高最良のものである。

昔の人は玄米スープ——玄米ガユの上澄みと思えばよい——を重病人にのませて、それで病気が恢復《かいふく》しなければ、「寿命だ」としてあきらめたということである。

マコモの粉末は風呂に入れると水をかえる必要がない。

クマザサは強壮剤として知られている。

それらの多くの有用種の頂点に立つのが玄米である。

玄米の秘密は皮にある。それを見た目が悪いとか、ボロボロでマズイ（これは炊き方が悪いために半煮えを食べているため）というだけでナゼ敬遠するのだろうか。

美食、享楽食になれているせいだが、人間というものは目先の享楽食に心を奪われて、自らの健康を自ら犠牲にしているのである。

自らの健康と長寿を願う人は玄米を食べるべきである。

余談はこのくらいにして本題に戻ろう。玄米で四大成人病は無縁のものとなってしまう。四大成人病といっても、それは成人だけに起こるものではなく、最近は子供の糖尿病や心臓病などが増えている。

さらに、さまざまな病気が急増している。それらは、まず出生時における先天的疾患（脳異常、内臓疾患、四肢欠落や先天的機能不良などなど）は玄米をキチンととっている限り、まずは起こらないといえる。次には流産、早産、死産などなくなってしまう。

それらの事態が起こるのは、玄米の糠に含まれている多くの貴重な微量成分が取り去られた精白米を食べているために無機質不足を起こし、これが体調不良となり、これが続くと病気になってゆく。

日本人の場合、多くは精白米が最も量的に多い。それが大欠陥食であるという状態を続けるのだから、病気になるのが当たり前である。

それを最良の食品である玄米に変えれば、大欠陥食変じて大健康食となるのである。

ほとんどの人が右のことがわからないために、玄米を敬遠しているのである。

次には日常茶飯事とし、どんなことが起こるのだろうか。その一つひとつが実に嬉しいことなのである。

一、快眠、快便

まず、二日目頃から体調が変わるのがハッキリわかる。素晴らしい快適さである。体質の革命が始まったのである。

寝つきが良くなり、しかも熟睡できる。眠りが深いので睡眠時間は短くて済む。八時間は必要だなどというのは体調不良の人のいうことだということがわかる。朝五時には自然に目がさめて、頭の回転は極めて良い。身体は目覚めても頭は遅れるという定説みたいなものがあるが、あれは体調不良の人の話。

五時に目覚めれば健康、六時ならマアマア。七時以降なんていうのは陰性の人のことである。このような人が夜型人間だなんていわれるのだ。

玄米党の人の便は〝水〟に浮く。初めてこれを見た人は、不思議に思われるかもしれないが本当である。水に沈む便は明らかに不健康な便である。

二、スタミナもりもり

一日一日、目に見えてスタミナがついてくる。片道二時間の満員電車の通勤で、会社についた時には疲れてしまってスグには仕事にならないなんていうことは、どこの国のことかと思うようになる。

しかし、こういう強健な人は現在では少数派である。朝八時前の電車に乗るとよくわかる。ほとんどの人が眠っているか、眠ってはいないが目をつぶってジッとしている。すべて陰性党。玄米党、卵醤党には、こういう人はいない。

あなたは、どちらの党人になりたいですか。

玄米、卵醤党なんか、どんなに忙しく仕事に追い回されても「平気の平左衛門」である。残業もこたえない。

休日には朝早くからツリ竿を持ってとび出し、一日冷たい水につかっても何ともない。ゴルフで二日連チャンでもなんともないのだ。

休日には休養をとらなければモタないなんて人は、休んだって疲れは決して十分にとれない。疲れをとるのは休養ではなくて、旺盛な生命力なのである。生命力さえあれば休日などなくても、一晩寝るだけで十分である。その生命力は玄米で手に入る。

七十歳にもならないのに、「もうトシだ。疲れて仕方がない。酒が弱くなった」なんてのは年齢のせいではなくて、玄米と塩分不足以外の何ものでもない。筆者は自らの体験から断言できるのである。筆者のいうことがウソかどうか、おためしになっていただきたいのである。

夏バテというのも、暑い夏に身体が陰性化したために秋になって疲れが出るものだ。玄米と塩分でアッという間に夏バテなんか解消しますよ。

三、過労死などない

過労死したご主人の遺族の方が、会社を相手に訴訟を起こしたという話が新聞に出ていたが、一家の大黒柱を失った家族の人々には、お気の毒と申しあげるほかはない。過労死は陰性人に起こるもので、陽性人には絶対に起こらない病気である。これは玄米と塩不足だけが原因である。

「もともと心臓が悪かった」というのは玄米と塩の不足である。これが強い心臓を弱くしてしまったのである。心臓はもともと非常に強い臓器であり、心臓の最大の栄養源は玄米と塩なのである。これをとっておれば、過労死など絶対に起こさないのである。

それを白米という欠陥食をとり、「塩分控え目」で心臓のエネルギー源に不足を起こさせ、健康のためだといってジョギングしてヘトヘトに疲れた心臓を酷使するのでは、過労死するのが当たり前である。

イネ科の種子こそ神が動物に与え賜うた大いなる慈悲

玄米は旨いものである

玄米餅を初めて食べた人は口を揃《そろ》えて「こんなに美味しいものとは知らなかった」というのである。

これは「完全栄養食」の美味しさなのである。人間の味覚は、身体の要求するものは旨《うま》く感ずるようにできているのだ。

うるち玄米でも同じであった。ある年の筆者の「経営計画実習ゼミ」の時に一計を案じ、筆者ら玄米党のために炊いた玄米で「玄米ポタージュ」をつくり、軽い塩味をつけ昼食の時に何もいわずに全員の食膳にのせてみた。これが全員の圧倒的な好評を得た。「玄米がこんなに美味しいものだとは知らなかった」というのが、この時初めて玄米を食べた人全員の感想だった。

玄米の旨さは、噛《か》めば噛むほど深まるのである。白米は、いくら噛んでも味はあまり変わらない。「玄米を食べてその味を知ってからは、白米は何とも物足りない」というのが玄米を食べたすべての人が感じることである。

玄米は副食とは別に食べる。最低五十回は噛まないと本当の味はわからない。百回噛むとドロドロになり旨味は本物になる。

それ以上噛むと、ドロドロはだんだんサラサラになって二百回では水のようになる。それでいながら、滋味はかえって深まるのである。そのために玄米食ではどうしても四十分ほどかかる。これが玉にキズである。

玄米は素晴らしい生命の息吹きを与えてくれる。身体は健康そのものとなり、スタミナは考えられなかったほどつき、疲れも知らず、風邪などまったく忘れてしまうのである。風邪の原因はインフルエンザウイルスではなく欠陥食――つまり白米であることがハッキリと認識されるのである。

面白いのは、玄米党が外国にいくと途端に風邪をひく。玄米と別れていたからである。「玄米でなくとも栄養は十分にとれる」という説の間違いである証拠である。日本に帰って来て玄米を食べると、たちまち風邪は治ってしまうのである。

これほど旨くて健康に良い玄米が甚だ人気がないのは不思議でもあるが、当たり前という気もする。

一つは食べずぎらい。見た目からまずそうだというもの。もう一つは食べてみて「あんなにまずいものはない」という体験派である。

それは炊き方が悪く、「半煮え」の状態がほとんどである。白米だって半煮えでは食べられたものではないのだ。

正しい炊き方など、三～四回の実験でわかる。そして本当の炊き方をしたものは、素晴らしい味である。しかも冷えてもボロボロにならないのだ。

赤子や老人には玄米粥《がゆ》がある。これは玄米をフライパンで狐色になるまで炒《い》り、十～十五倍の水を加えて、とろ火で炊けばよい。三～四時間で粥になる。上ずみはスープになり、乳幼児用にも、水代わり、お茶代わりにもなる。米の部分はポタージュでもよし、ウラごしして玄米クリームになる。小麦粉を加えて「おやき」にすれば、携帯用にもなる。どれもこれも玄米特有のコクと旨味があるのだ。

また冷凍しておき、必要に応じて解凍してもよい。油炒めよし、玄米おじやよし、工夫次第でバラエティーに富んだ玄米料理ができるのだ。

何といっても、玄米ほど優れた食品は存在しないのだ。その点をよく認識して、日本中の人々がそれを食べるようになった時には、日本人の健康は見違えるほど良くなり、一億総半病人の状態など消えてしまうのである。

玄米を炊く鍋は鋳物製が一番よい。ステンレス製は煮物用のために〇・二キ《キ》ロ《ロ》ぐらいの圧力しかからず、玄米には不適である。最近厚肉のアルミ鋳物製で良い物ができるようになった。鋳物製では〇・四～〇・六キ《キ》ロ《ロ》くらいの圧力をかけることができるので、澱粉は十分なアルファ化が可能である。近年、電気釜で玄米が旨く炊けるものが出ているが、筆者のヒイキ目のせいか鋳物のほうが厚い分だけ、よくむれるような気がする。

この圧力鍋は実に便利で、小豆、大豆など五～七分くらいで軟らかくなり、サケのアラ煮なども数分で骨まで軟らかくなる。一個持っていると、いろいろ便利である。

自然に逆らうことの多い現代のわれわれは、せめて主食くらいは自然のままのものをとりたいものである。玄米と自然海塩を核とした食事こそ、われわれの生命の源である。

玄米バカになるな

自然食で栄養失調死――ある雑誌記事より――

N大学に在籍するK子さん（二十一歳）は、昨年あたりから栄養不足と神経性胃炎のためにやせはじめた。心配した両親や周囲の人が再三入院をすすめたが、K子さんは「自分で治す」といって頑として聞き入れようとはしなかった。K子さんは知人から教えてもらった自然食によって健康な体をとり戻そうと思ったのである。自然食の生活に切り換えた当初、その効果が表れたようにみえた。体重が二～三キロ増えたのだ。しかしそれも一時期で、体重は目に見えて減りはじめ、立っているだけがやっとという、みるからに病人という姿に変わり果ててしまっていた。五十キロあった体重が半年後には三十八キロまでに落ちこんでしまっていた。それでもK子さんの〝自然食信仰〟はやまず、自然食農園に合宿するほどまでにエスカレートし、その農園で栄養失調のため息をひきとってしまった。

K子さんの一日のメニューは、
○朝　玄米二分の一杯、ワカメのミソ汁一杯、キンピラゴボウ
○昼　無添加しょう油のうどん一杯、カボチャの煮物
○夜　玄米二分の一杯、ひじきと油あげの煮物
というものである。

まったくムチャクチャである。これでは自然食どころか〝自殺食〟である。生兵法の危険がここにあるのだ。筆者が〝適正体重〟をうるさくいう理由がおわかりいただけただろうか。

久しぶりにお目にかかったS社長は異常なほどやせ細って、しかも生気がなかった。筆者は、その原因が何かはすぐにわかる。減食療法をして終わっても減食時の食事量しかとっていないからである。確かめてみると、その通りである。

減食療法を五～六日行うと、終わった時にすこぶる快調である。そのために、この食事法こそ最高だと思い込んで、これを続けてしまうという誤りを犯してしまうのである。

減食療法は、その名の通りカロリー不足食で、五～六日が限度で、それ以上続けるとカロリー不足のためにやせてゆくのである。

その危険を説明して療法前の食事量に戻すことを勧めた。幸いに筆者の忠告を聞いてくださり事なきを得たのである。

ところが、それを聞き入れない人がまれにいる。この時は本当にてこずるのである。冒頭の例はこれなのである。

何でも玄米は誤り

太平洋戦争前まで乗物は少なくテクシーで、タクシーなども大都市でなければなかった。家庭でも自転車が一台あれば「オンの字」だった。農家に農業機械などなくスキやクワであり、道路工事はシャベルとツルハシとモッコだった。生活も仕事も、ほとんどが肉体労働または運動だった。

このような時代ならば、三食玄米でもよかった。しかし現代のわれわれの生活には肉体労働は少ない。そのために三食玄米では無機質過多になりやすい。これは肝臓や腎臓に余分な負担をかけることになる。

だから肉体を多く使う職業やスポーツ人、治療食などをする場合を除き、一日に一食は玄米を食べずに、麦やうどん、パン、白米、分搗米《ぶづきまい》など玄米以外の穀物をとったほうがよいということが最近わかってきたのである。

また夏は冬よりもうどんまたはパンの回数を多くしたほうがよい。これらは陰性食で身体を冷やしてくれるからである。

陽性病は玄米を控えなければならない

魚鱗《ぎょりん》症、肝硬変、尋常性乾癬《かんせん》などの陽性病は、玄米食では陽性の中和ができないので、病状の重いほど玄米を少なく食べるようにしなければならない。そばも禁物、ゴマ塩も控えるようにしたほうが良い。

同じく玄米食だった二人の正食指導者

ほとんど一生玄米食を主張し、自らも玄米以外は食べなかった二人の権威者があった。

お二人とも故人だが、S氏は玄米以外には副食は極力少なくすることを主張し、F氏は玄米には青野菜をモリモリ食べなければならないという主張をされていた。

そしてS氏は七十三歳で亡くなり、F氏は九十四歳という長寿を全うされた。

お二人の寿命の違いを明確に説明できるものは、〝陰陽のバランス論〟である。

玄米はほぼ中性であるが、ゴマ塩をかけて食べるので、かなりの陽性食である。その陽性を中和する野菜類、とくに青野菜は陽性の中和食として大切である。

S氏の場合、その青野菜をあまり食べずにいたため、食事は陽性食となっていた。このような陽性食は、陰性病の治療食としては優れたものであるが、健康な人にとっては陽性過多である。

この陽性過多食を長年の間食べ続けていたために身体は陽性化しすぎてしまい、筋肉が硬くなりすぎてしまったのである。そして、ついに七十三歳で突然死してしまった。病名は知らないが、心臓病であることは容易に想像できるのである。「過ぎたるは及ばざるより悪い」のである。

F氏のほうは「玄米以外には絶対食べてはいけない」という厳しいものであったが、その半面「青野菜を十分にとらなければいけない」とS氏とは正反対の考え方だった。それが玄米の無機質過多を中和して理想的な食事となっていたのである。だから九十四歳という長寿を手に入れることができたのである。

左玄のいう「あれがいい、これがいいというのは誤りで、食事全体で陰陽のバランスをとる」こと。この考え方が正しいのである。

「何でも玄米」というのは「バカの一つ覚え」である。環境の違い、健康状態、体質、体調、生活状態などに対応した陰陽のバランスをとるというのが正しいのである。

それを実行するために筆者が考案した〝一倉式体調調整法〟ならば難しい理論ではなく〝体感〟によって、その時々の陰陽のバランスをとることができるのである。

この点をご理解されて正しい食事をとり、健康を手に入れていただきたいのである。

大麦

大麦は白米に次ぐ準主食であるが、近年その重要性の認識がダンダンと薄くなっているのは残念である。麦は、米よりはるか昔から日本人の主食としての座を占めていたものであり、アワ、ヒエ、キビなどとともに極めて重要な炭水化物の給源の座を占めている。同時に貴重な無機質の供給源である。

大麦の外皮は麦粒中に喰《く》い込んでいて（俗にフンドシという）、この外皮が無機質を豊富に含んでいる。

昔は五分搗き程度であったが、最近は精白に近いほど搗いてしまったものが多い。それだけでなく二つに割って表皮を完全に除去した欠陥品が多く出回っている。何とも情けない状態になってしまった。どこまで劣質化したら気がすむのか。情けない時代である。

欠陥品とはいえカリウムを豊富に含んでいるので、糖尿の気のある人には格好の主食である。ウルチアワを加えればさらに効果的で、やはり糖尿病の特効食である小豆、カボチャ、昆布を副食に加えれば、なお良い。ただし条件として果物と砂糖を絶ち、水分を極力控えることである。

主食としての精白米は造病食だが、白米に三～五割くらい大麦、アワ、ヒエ、キビなどを混ぜ合わせたものとすれば、主食として優れたものになる。

消化剤であるカリウムを多量に含んでいるので消化が良く、すぐに腹がすくのはこのためである。白米食は胃の中に二時間以上も滞留するが、大麦は四十～五十分である。そのかわり陰性が強いので、ミソ汁、ゴマ塩などで塩分をシッカリ補充する必要がある。

その陰性の強さを利用して、陽性病の治療食としての役割を十分に果たすものである。

さらに、良い点として農薬はほとんど含まれていない、白米より厄介物のマグネシウムの含有量が少ないのである。

色が黒ずんでいるからとか、炊き上がってもネバリが少ないとか、独特のニオイがするからといって敬遠せずに、もっと積極的に食べれば、健康上にも極めて優れた食品である。

分搗米、胚芽米

友人のT氏の家庭では、お子様たちが風邪をひきやすくて、ご両親の悩みの種だった。医者に診てもらっても「体質だから……」ということで打つ手はないとのことであった。

筆者は玄米食を勧めたが、お子様たちが小さいので「玄米食がいいといっても……」と敬遠されたが、「白米色オンリーだけはやめなければダメだ」という筆者の意見だったので胚芽米に切り換えた。そのうえで生人参のジュースを毎朝、家族全員で飲みはじめた。

これは筆者の予想以上の効果を発揮して、お子様たちは風邪をひかなくなった。胚芽に含まれているごく少量の無機質の効果である。

風邪をひきやすかったのは、体質ではなくて無機質不足だったのである。

T氏の家庭だけでなく、筆者がお勧めして白米を胚芽米に切り換えた全員が「風邪をひかなくなった」と筆者に語っているのだ。

玄米食に抵抗がある方は、せめて胚芽米、「分搗米」に切り替えることをお勧めする次第である。

中山光義医博は、自然社から「健康米物語」という小冊子を出版されている。同博士は「単品食品の中では玄米が最高」という正しい主張をされている。玄米のことを十分に理解されていながら、あえて「分搗米」をすすめられる理由として、「玄米は色が黒く、炊き方が面倒で、ボソボソしたりするために普及が難しい。それならば食べやすく、しかも無機質、繊維質が多く、そのうえタンパク質、脂質（リノール酸）などが多く、玄米より無機質などが少ないが、白米よりはるかに優れている分搗米を推賞する」と申されている。

さすがに食養健康法の普及活動をされておられたために柔軟性を持たれている。最高の健康食だといって、かたくなに玄米を勧めて拒否されるより、質は玄米よりは落ちても白米よりははるかに優れている分搗米を食べるほうが良いからである。「先ず隗《かい》より始めよ」である。筆者も中山博士のやり方に賛成である。

多くの人々は美食、享楽食のみを好む。主食は精白米一辺倒、麦、アワ、ヒエ、キビなどは見向きもしない。分搗米は色が黒いという理由だけで敬遠されてしまう。

野菜は皮を剥いて無機質を取り去り、カルシウムをとれる小魚は食べずに大型魚の肉だけ、鮭の皮、鯛の頭という最高の美味を食べずに残してしまうとは、何ともったいないことではないか。

カルシウムの宝庫である海藻類はノリ以外あまり食べない。昆布、ヒジキなどは文字通り無機質の宝庫なのに、あまり食べようとしない。卵は黄身だけ、ミソ汁はミソに化学調味料をゴソッと入れた造病汁である。

砂糖は白砂糖一辺倒。不健康をつくる果物に生野菜はビタミンの宝庫だといってタップリと、腎臓を傷めつける。それらに含まれるビタミンは身体にいいどころか大害食なのだ。そして正体不明のカルシウム錠（これが鉱物質ならカルシウム不足を起こしてしまう）。風邪だ、腹痛だというと、自分で治そうとせずに、すぐに医者のもとに駆けつけるという他力本願。

現代人の食事は、まさに自らの手によって病を作りあげていることに気がつかない。自らの手によって、自らを死の谷に追いやっているのである。自分の健康は自分で守るよりほかにはないのだ。

自らの欲望のおもむくままに邪食に邪食を重ね、いつも体調不良で苦しみ、医者の門を叩くという生活の繰り返しでは、健康という宝は永久に手に入らないのである。

食事も生活も、ほんのわずかな注意をするだけで、手に入れることができることを知っていただきたい。それは第四章で述べた「正食法入門」にあるので、だれでもできる健康法の基礎を身につけ、実践することである。

第六章　カルシウム

体調を陰で支えるカルシウムその働きのたのもしさかな

隠れたカルシウム不足

欧米の岩石は水成岩が多く、水成岩はカルシウムを多量に含んでいる。カルシウムは陽性である。その岩石からできた土壌は、カルシウムを多量に含んでいる。

その土壌からとれる穀物、野菜、果物、水にはカルシウム分が多い。だから生水は飲めない。それらの作物を食べている食用牛の肉の中にもカルシウム十分。

したがって欧米人の食物は、とくに意識しなくてもカルシウムが十分に含まれている。そのためか西欧の栄養学では、カルシウムのことはあまり重視されないようだ。

これに反して日本には火成岩が多い。火成岩はカルシウムが少なく、陰性物質であるカリウムが多い。

だから日本の土壌はカルシウムが少なく、カリウムが多い。つまり、かなり強い陰性土壌である。そのため日本でとれる作物も家畜もカリウムの含有量は多いが、カルシウムの含有量は少ない。

したがって果物は大きく、香りが良い。

クルミもソバもマツタケも、外国産のものより香りが強い。カルシウムもタップリと含んでいる食物に基づく欧米の栄養学を、カルシウムをわずかしか含んでいない日本にそのまま持ってくる〝物マネ栄養学〟では日本の実情に合うはずがない。

日本の男性は中年を過ぎると、〝猫背〟になる人が多い。女性は、最近はダンダン少なくなっているとはいえ〝腰が曲がる〟という現象がある。原因はいうまでもなくカルシウム不足。

筆者の尊敬するN市のデンタル・クリニックの院長I先生は、「日本人の九十九％《パーセント》は〝骨粗《こつそ》鬆症《しょうしょう》〟にかかっておりますよ」と語ってくださった。数十年間患者の歯を見続けた人の言や尊し。こうした情報こそ重みがある。

カルシウム不足から起こる体調不良や病気は、意外なほど広範なものである。これについて明治の中期に、その道の先覚者片瀬淡《かたせあわし》博士が、その著書『カルシウムの医学』の中でカルシウム不足による病気や症状について述べている。その症状は『アルカリ食健康法』（川島四郎著、光文社刊）に引用されている。それは次のようなものである。

① 骨系統の発育は障害を受け、一種の骨脆弱症《ぜいじゃく》を起こす。

② 身長はヒョロ長くなる。

③ 胸部狭長、鳩胸漏斗胸《はとむねろうとむね》となることがある。

④ 筋肉の発育極めて不良。

⑤ 筋肉の緊張力は低下し、弛緩《しかん》する。

⑥ 筋肉の作業能力が低下する。

⑦ 疲労しやすく、回復が困難である。

⑧ 赤血球は減少して貧血となる。

⑨ 白血球は減少して食菌能力は減退する。

⑩ 血小板も減少、血液凝固は遅延する。

⑪ 自然及び自動免疫体の発生不良となる。

⑫ 結核菌の発育に適す。

⑬ 心臓発育不良、小心臓、滴状心臓となる。

⑭ 心臓機能の低下。

⑮ 心臓病に対して抵抗力が弱い。

⑯ 大動脈の発育不良、管腔《かんくう》が狭い。

⑰ 大動脈の弾力性は減退する。
⑱ 小血管の機能が不良。
⑲ 低血圧となる。
⑳ 歯牙の発育は不良となる。
㉑ ムシ歯にかかりやすくなる。
㉒ 歯槽膿漏《しそうのうろう》にかかりやすくなる。
㉓ 胃の減酸症ないし無酸症を起こす。
㉔ 腸のぜん動運動低下で便秘になりやすい。
㉕ 肝臓機能が低下する。
㉖ 気道粘膜のせん毛運動が低下する。
㉗ 鼻疾患にかかりやすくなる。
㉘ ガス代謝が不良となる。
㉙ 呼吸が浅くひんぱんとなる。
㉚ 肺結核にかかりやすくなる。
㉛ 脳発育が不良。
㉜ 先天性脳水腫《のうすいしゅ》を起こす。
㉝ 脳神経細胞の興奮性を亢進《こうしん》する。

㉞　精神疲労しやすく回復が遅い。
㉟　神経衰弱症、精神病にかかりやすい。
㊱　一般に内分泌腺の発育は不良、機能は低下する。

以上がカルシウム不足で起こる体調不良なのだ。それは骨、筋肉、血液、血管、心臓、胃、肺、脳、神経、内分泌とほとんど全身、全内臓にわたっているのである。われわれは骨や歯などくらいしかカルシウムに関する知識はないのが一般である。

しかし実際は、この一般常識からまったく考えられない数多くの症状や病気が同時に生まれるのである。

そしてカルシウムを十分にとれば、それらの症状や病気は消えてしまうのである。

ところが西洋医学では、カルシウム不足で起こる症状であっても、筋肉の発育不良と低血圧とムシ歯と肝臓機能低下は同じカルシウム不足から起こるのに、まったく別の病気として別々の療法をとる。歯槽膿漏と肺結核は、歯科と呼吸器科とで別々に取り扱い、その関連はまったく考えない。

病気の種類が違えば、まったく別の病気として専門医が担当する。これは自然食塩で治るさまざまな症状や病気についてもいえる。

医学にのぞむ反省

カルシウム不足、塩分不足から起こるまるで違う病気のように見える数多くの症状は、まったく別々に専門分化され、治療も違う。それで治れば文句はないのだが、治らないのだから困るのである。

現代の医学というものは——つまり専門分化というのは、病根を絶つという正しい医学とはかけはなれてしまった。進歩ではなくて退歩ではないか。

われわれの気持ちは病気に関する難しい専門的知識でもなければ、数千万円もする医療機械で診てもらうことでもない。

健康を手に入れるためのわかりやすい、しかもやさしい指導であり、万一病気になった時の心得なのである。要は健康であり、病気を治すための正しい処置なのである。

しかし病気を治してもらうことは絶望的である。筆者は、これをイヤというほど味わわされてきているのである。

その原因は、現代医学では人体の生理の研究がおろそかになっているからである。

「人体は切り放すことのできない全体」（カレル）なのだ。

片瀬博士のようにカルシウム不足というものが、いかに広範に人体の不調を招いているかを教えてくれるのが有り難いのである。

そして、どんな食物がカルシウムを多く含んでいるか、それをどのようにとったらよいかという指導があれば、われわれは、それに従えばよいからである。

塩についてもまったく同じである。塩不足が人体にどのような害や症状や病気をもたらすかということを教えてくれれば、それに該当した場合には塩をとればよい。しかも人体に自然治癒力が与えられていることを説明してくれれば、安心して塩をとれるのである。

カルシウムの効用

カルシウムには三種類ある。それは、

鉱物性カルシウム

動物性カルシウム

植物性カルシウム

の三つである。

鉱物性カルシウムというのは文字通り鉱物を原料として精製したもので、炭酸カルシウムとして食品などにも使われている。

筆者の知り合いのO氏に初めてお目にかかったのは、O氏があるホテルの支配人をされていた時である。以下はO氏の話。

O氏は大の犬好きで血統書つきのコリー犬を買い、あわよくば「品評会の入賞を」と大事に育てていた。

ドッグフードの店から、餌《えさ》に混ぜて犬に食べさせる炭酸カルシウムを手に入れた。これを、そのコリーの食事に混ぜて食べさせていたのである。いうまでもなく犬の骨格づくりのためである。

ところが、その犬の具合がダンダン悪くなり、獣医に診てもらったら、クル病だということである。あわてて手を打ってみたものの手遅れで、ついに死なせてしまった。

犯人は、いわずと知れた炭酸カルシウムである。前足は関接部分の肉まで裂けて、骨が露出して動けなくなってしまった。可哀そうだったが、いかんともできなかったという。

Nマートの S社長は犬好きで秋田犬を大事に飼っていた。やはり炭酸カルシウムを食べさせていた。ある日、出張から帰って久しぶりに犬に姿を見せた。犬は主人が帰ってきたと大ハシャギで走り回った。

その時、何かのハズミで何かにつまずいて「キャーン」と一声鳴いて、そのままショック死してしまった。見ると前足が骨折していた。その折れ口は鬆《す》が入っていたという。鬆というのは骨の中に小さな空洞ができたものである。

犯人は、いわずと知れた炭酸カルシウムである。純粋な物質は危険という実証がこれだ。

競走馬にも骨折事故が時々起きるが、その馬は炭酸カルシウムの静脈注射をしていた場合が多い。

以上、いずれの場合にも、骨を強くしようとして炭酸カルシウムを用いたのが裏目に出てしまったのである。

ところで市販の炭酸カルシウムや、食品の成分表の中のカルシウムは、単にカルシウムとだけしか書いてないものが多い。それが炭酸カルシウムなのか、あるいはカキ殻などが入っているのかいないのかはわからない。

カキ殻の場合には、そのむねを明記してあるので有り難い。その中に炭酸カルシウムが混じっているのか、いないのかまでは書いてないのは残念である。製造元を信用するよりほかはないのである。

学者は理論的にだけ考えて、炭酸カルシウムを与えれば骨が丈夫になると思って、これを勧めたのだろうが、生物の生理は科学通りにはいかないのである。

人間でも子供の骨折事故のうち、牛乳の飲みすぎによる骨の粗鬆化が起こっている危険性があるという人もいるのだ。

骨粗鬆症は、すべてカルシウム過多に対する生物の自衛である。

動物性カルシウムについては周知のことなので、くわしく述べる必要はないだろう。

表6　食品のカルシウム含有量
（食品100g中）

食品名	カルシウム mg
サクラエビ	2,700
煮干し	2,200
ハゼの佃煮	1,800
ヒジキ	1,400
アミ佃煮	1,400
マイワシ丸干し	1,350
塩エンドウ	1,000
ワカサギあめ煮	900
メザシ	855
トロロコンブ	740
ドジョウ	640
浅草のり	510
切り干し大根	440
コンブ佃煮	420
かんぴょう	320
油あげ	300
黒砂糖	293
アーモンド	282
ゆば	270
生あげ	240
カタクチイワシ（生）	220
きなこ	190
ダイコン葉	190
コマツナ	170
ヤツガシラ	160
卵黄	150
カブ葉	135
とうふ	120
鯉	72
全卵	65
ソバ	53
サツマイモ	50
ハクサイ	33
カブ	28

筆者が一番良いと思うのは、カタクチイワシである。劣質のカタクチイワシは背のほうが反り返っているから、買う時にその点をチェックするとよい。背が反っているのは、内臓が発酵してふくらんだためである。

昔はサンマ、イワシ、シシャモ、アジの干物なんかの残った頭や骨は、もう一度焼き直してポリポリ食べたものであるが、いまは骨の中に有害な薬品が含まれている可能性なしとはいえないのが残念である。

植物性カルシウムは、野菜類と海藻である。これらについても、あまり説明する必要はないと思われる。そこで動物植物海藻を含めた食品全般の中から、カルシウムの含有量の多いものを表6に挙げることとする。

赤ん坊とカルシウム

まず胎児の健康——母体の健康を正食によって健全なものとする。平素より十分なカルシウムをとる。そのカルシウムは陽性だから陰性体質では、そのほうにカルシウムを奪われる。塩分十分でカルシウムも有効に使われる。

ところが最近の赤子は赤子ではなくて、「青子」、「白子」とでもいうべき極めて弱い体質である。これでは一生、その子は不健康、病気がちで不幸な人生を送らなければならない。

これは最近の日本人の食事に塩とカルシウム分が少ないものが次第に多くなり、そのうえ塩やカルシウム分を中和して体質を陰性にしてしまうような、さまざまな物質がやたらに添加されている。そのために青子や白子ができてしまうのである。

「青子」と「白子」のもう一つの恐ろしい傾向は、生まれた時の体重である。それが次第に重くなってきている。三・五㌕以上は重いのだ。その原因は母親の体質が陰性化しているためである。

これは無双原理の教えるごとく、陰性は膨満、肥大の性を持っているためである。体重だけは重くなっても、ブヨブヨの極めて弱い体質である。

胎児が大きくなりすぎたために、出産の時に産道を通れない。仕方がないので〝帝王切開〟をすることになるのである。最近の帝王切開の増加は、大和民族の衰亡という恐ろしい事態を招く一因である。

昔の人は、「小さく産んで大きく育てよ」と教えている。これこそ正しいのである。小さく産むためには、母体を陽性にしなければならない。それには塩分とカルシウムを十分にとらなければならないのである。

これと並行して塩分とカルシウムを中和してしまう果物、甘いもの、化学調味料をとらないようにしなければならない。

まだある。精白米という大欠陥食はやめて、麦、アワ、ヒエ、キビなどの雑穀を混ぜた食事をし、老廃物を大量に発生させて血液を汚してしまう動物食をとらないことである。

動物性タンパク、必須アミノ酸という幻影を払いのけなければならない（これについては記述してある）。

ところが従来の説は右とは反対に、動物食を推奨しているのは西洋栄養学という日本人とはまったく違う世界のことなのである。

すでに述べているように穀菜食ででき上がった日本人の身体には、肉食は不適なのであることを認識しなければならないのである。

胎児のみならず出産後も、成長期にも、いや一生を通じて正しい食事をとらなければならないのだ。陰陽のバランスのとれた清浄食こそ、一生を通じての正食なのである。

スギナの効用

ここでスギナだけ特別に取りあげたのは、
一、清浄な植物性カルシウムの宝庫である。
二、その効力は抜群で、しかも広範囲である。
三、全国至るところに自生し、極めてたやすくとれる、代価はただである。
四、貯蔵がたやすく、通年服用できるという理由からである。
スギナという草は不思議な生命力を持っている。本書の第一章で「原子転換によってカルシウムを作りだす」というスギナの能力にふれているので、ご参照されたい（一一六ページ）。スギナの固形物質のうち七十パーセントは珪酸《けいさん》カルシウムで、動物性カルシウムと違い老廃物をまったく含んでいない清浄カルシウムである。
① 利尿効果が大きい。腎臓病でムクミが来ている場合や身体が陰性化している場合に、小水の出が悪くなってムクむ。その生理はすでに説明した。そのほか、水を飲みすぎて血液が陰

性化してムクミが来る。このような時にスギナ茶は非常によく効く。病気が重かったり、体調が悪い時は、その程度によって、悪いほど小便の色が濃くなる。

②神経痛、リウマチなどの痛みにも良い。煎じて飲む一方スギナの湿布をすると良い。

③アトピー性皮膚炎には、生薬をすりつぶしてパスタにして患部に塗る。または青汁をつけると、よく効く。しかしこれは対症療法としてであって、根本的には身体を陽性に持ってゆくことこそ本当。

④胆石、結石などの痛みは、蒸して湿布をするとよい。別の療法としては玄米正食と里芋パスタ（二四六ジペー）の並用がある。その他光線治療も効果的である。

結石の主要成分は蓚酸《しゅうさん》カルシウムである。農薬を使うようになってからは、ホウレン草の蓚酸カルシウムの含有が多くなったので、あまり食べないほうが良い。

⑤前立腺炎はスギナの湿布と茶が良い。また玄米正食にショウガ湿布も良い。

⑥肺結核にもスギナ茶と湿布が良い。昔はセメント会社の従業員には結核患者がいないといわれたが、セメントの主原料はカルシウム。また、ある結核患者は、セメントを買ってきて篩《ふるい》にかけたり、かき回したりして、セメントを吸収して治したという。しかし基本は、あくまでも玄米正食。

⑦自動車を運転する時にはスギナの煎じ汁を飲み、さらに容器に入れて携帯し、時々飲む。終日疲れはまったく感じないので、だれもがビックリする。夜間は視力が強くなってい

るだけでなく、視界が広くなっているので、安全運転ができる。

⑧骨折に著効がある。スギナを陰干ししたものをミキサー、デスポーザーなどで粉砕する。これを毎食大サジ一杯または煎じ汁をとると、回復のスピードが大幅に向上する。

第七章　健康への道

陰陽のバランス保つ食事こそだれにもできる健康の道

間違った食事

沖縄で毎年行われる社長のための「経営計画実習セミナー」でのことである。

個別相談の時にK社長より「健康に自信がない。社員とその家族、協力工場の方々とその家族の方々を含めると数百人の生活の保障をしなければならないのに……」という悩みを打ち明けられた。筆者が食事指導をしているのを同室の社長にでも聞いたのだろう。

真っ青というより青黒い顔色、緩慢な動作、蚊の泣くような小さな声、精気などまったくない。右眼の視力は極端に落ちて失明寸前という。

三十度近い気温で海では海水浴をしているというのに上衣を着て、寒くて仕方がないという。まさに超陰性の見本である。

いつ寝込んでも、おかしくない状態だった。

後で聞いたところによると、ホテル到着と同時に下着を重ね着し、長股引《ながももひ》きに靴下を重ねてはき、同室の人の毛布まで借りて、ベッドの中で縮んでいたという。どうりでセミナー会場に姿を見せなかったわけだ。これが「塩分控え目」の指導の結果である。

わずかに残った気力で相談室まで来たのである。筆者は「あなたは極端な陰性体ですよ。いますぐ塩分を補充しなければ大変なことになりますよ。会社の経営も健康であってのこと。合宿もあと三日あるから、私と一緒に食事をしましょう」とお勧めした。間もなく夕食である。宮本武蔵ではないが、経営コンサルタントと正食コンサルタントの二刀流である。

その日の晩は和食で、正食の話をしながら食事をした。醤油を多目とした卵醤、大粒の梅干し三個、主食は筆者の食べている玄米にゴマ塩のかなり塩の強いのをコーヒー・スプーンで三杯、茶碗の中は真っ黒。ミソ汁の中にはおちょこでなみなみの醤油を入れ、運ばれた料理の中から陰性食を説明しながら、すべて取り除き、食べていい料理にはすべてタップリと醤油をかけた。肉と魚は取り除かなかった。いままでスタミナ食と信じていたものを取り除かれると不安になるからだ。が、醤油をかけた。まさに超陽性という非常食である。

こんな食事を普通の人がしたら、その晩は目が冴《さ》えて一睡もできないはずである。

食事が終わった時には、K社長の体にはハッキリと生気がついてきたのがわかった。卵醤を飲まれたことのある社長ならば、これが当たり前であることをご理解できるだろう。

その日と翌日、そして翌々日の朝食まで連続八食、〝超塩分食〟であった。

朝食後は解散であった。この時にK社長は「数人の社長さんたちから〝人が変わった〟といわれました」と。それほど生気が出てきたのである。むろん、その間、筆者は注意深くK社長を見守っていたのである。

そして帰宅後の食箋《しょくせん》の注意を申し上げた。卵醤は中止。以後は一か月に二〜三個くらい。玄米はゴマ塩タップリ。ミソ汁は好みの濃さで一日三杯以上。野菜は根菜を主とするが、少量なら、どんな野菜もOK。梅干しは当面大粒一日三個だが、喉が渇くようなら梅干しを減らす。肉、魚、卵は少量ならよいという程度のものだった。

体調がおかしいようなら電話していただくこととし、三週間後の定期ゼミでの再会を約してお別れした。

三週間後のセミナー会場でK社長は筆者の姿を認めると「一倉さーん」と手を振りながら走りよってきた。この間とはまったく別人のようである。

食事一つで、これくらい変わるものなのである。顔色はツヤツヤとして目は輝き、動作はキビキビしている。右眼の視力を聞いてみると、そんなことはまったく忘れてしまっていた。視力減退など単なる塩分不足なのである。

梅干しは一日三個は食べられなくなったので二個にしているという。身体が陽性化したので三個では多すぎるのだ。自然治癒力がちゃんと調整しているのだ。

いまはどこへ行くにも「ゴマ塩」を瓶に入れて持ち歩いているという。家庭は信じられないくらい明るくなったとのことだった。

「様子を見ながら陰性食を少しずつ増やしてみてください。青野菜やイモ類、豆類などです。ヤバイと思ったら元に戻せばよいのです。ただし、果物と甘いものは控えてください。水分は極力控えること」というのが筆者のアドバイスだった。

こうしてK社長はまったくの健康体になったのである。そして「以前は人に会うのがイヤでイヤで仕方なかったのに、いまでは楽しくて仕方ない」とおっしゃるのである。

韓国の済州島での実習ゼミの五日ほど前に、参加申し込みしているM社長（女性）からお電話があり、体調が悪いので参加を取りやめたいという。「体調が悪いなら不参加もやむを得ないが、どんな具合なのですか」とお伺いしたら、以前から原因不明の慢性頭痛があり、ここ数日頭痛がひどくなり、お医者に診てもらったら、原因不明。

「この上は脳を切開してみるよりない」という医師の意見であり、気は進まないが仕方がないということであった。これが「塩分をとるな」の指導のもたらしたものだ。筆者は「手術の前に食事を変えてみませんか」と申しあげた。やってみたいというので食事を申し上げた。

強陰性の体調なので強陽性の食事であった。それは、

「卵醤を三日間続けたらやめて、あとは強陽性食として玄米餅の切餅を一食一～二個、醤油をタップリつけて食べる。ミソ汁は八丁ミソで濃いものを一日三杯以上、ゴマ塩はゴマ〝八〟に塩〝二〟のものをタップリ、副食は根菜類と海藻、漬物とし、果物、甘いもの、生野菜は禁止、水分は極力控える」というものだった。

すると出発の当日に集合場所に元気そうな姿を見せてくださった。そして筆者の耳許に口を寄せて「十年ぶりに生理がありました。ありがとうございました」と。

実習中はM社長ともう一人、男性のF社長が糖尿病だというので三人で三食ともにした。幸いに日本食レストランがあったのだ。

四日目にM社長が「一倉さん昨夜は遅くまで計画書作りで頑張りましたが、今日は昨夜の疲れは全然感じません」とおっしゃる。完全に健康を恢復《かいふく》されたのである。

合宿が済んだ時には健康美にあふれて素晴らしい美人となっていて、社長さんたちが「ホーッ」という声を上げたほどだった。M社長も「大分調子が良いですよ」といわれた。お世辞ではなく血色が良くなりまるで変わってしまっていた。

読者諸兄は前述の二つの例を何と思われるだろう。恐らくは本当にされないと思う。そして、それが当然である。短期間に、こんなことが起こるということは考えられないからだ。しかし、これは本当のことである。薬はおろか強壮剤のようなものもまったく使っていない。動物質は一切とらず、ビタミン補給の果物もとっていないのにである。

従来の栄養学の教えるところと大きく違うのである。どちらが正しいかというと、健康を恢《かい》復《ふく》した食事が正しいのだ。

現代日本の栄養学の誤りは、〝身土不二の原理〟を無視しているところにある。

日本の国は温帯で、寒すぎず、暑すぎずで暮らしやすい。食物は自然の恵みが豊富で、狩猟などしなくともよかった。穀菜類だけで十分に生きてゆけた。当然、身体もこれに適応して腸が長い。

明治の開国によって西洋の栄養学が入ってきた。その栄養学は、気温の低い寒地で地面からとれる植物性食品は乏しく、狩猟に頼るしかない国の栄養学であった。

そして肉食に適応して腸が短い、肉の腸内腐敗の害を軽くするように適応していったのである。果物も酢も肉毒を中和する食物である。これが身土不二である。

日本人には適さない肉、果物などを「何でも西洋のものは良い」といって日本にとり入れた。これが日本人の健康を台なしにしてしまったのである。

以上が本節に紹介した二つの実例なのである。西洋栄養学は日本人には不適である。身土不二の原理による穀菜食こそ、日本人に最適の食事といえる。つまり健康長寿は〝穀菜食〟によってこそ手に入れることができるのである。

人間は食物の化物である

人間の身体を作るものは文字通り〝食物〟である。大気（自然状態の空気）は肺からとる食物であり、日光は皮膚からとる食物である。そして口からとるのが食物である。そのうち、ここでは口からとる食物が対象である。

「生まれつき身体が弱くて……」とか「疲れやすくて」「便秘ぐせがあって」「うちは高血圧の家系で……」「私の家ではみんな心臓が悪い」「うちの子供はカゼをひきやすい体質だ」というようなことは実はすべて食物のせいである。これがわかっていないために、治すすべを知らずに過ごしているのだ。

とくに近年は「塩とるな」の間違ったキャンペーンによって真っ青な顔をして、フラフラになっている人をかなりの頻度で見かける。概して、それは女性に多い。「お気の毒な」と思うのだが、そういう人に「塩をとらなければ大変なことになりますよ」と申しあげ、さまざまな事例をあげて説明して差しあげても、残念ながらなかなか信用していただけない。

しかし本書をお読みになっておられる方は、こうしたことはないだけでなく、「どのような食事をとればよいか」は第四章でわかるので、すでにご存じのことと思う。

しかし決められた字数の中なので〝食事に関する留意点〟を心ならずも省いてしまったので、

ここでこの点について述べさせていただくこととする。〝正食法入門（二）〟の補足である。

一、全体食を心掛ける。

調理の段階で、貴重な成分を含む皮、根、動物なら頭、皮、骨、内臓、えらなどを極力捨て去らないようにする。

二、少食。

食べ過ぎは病気のもと。

三、よく噛むこと。

最低四十回、百回以上噛むと、唾液中のパチロンという不老長寿のもとをとることができる。下痢ぐせはこれで治る。

四、副食は主食と同量またはそれ以下とする。

五、同じ献立を長期間続けない――工夫が大切。

六、間食はやめる。

間食をすると消化器を休ませることができなくなって消化器病を起こす。

七、知らず知らずのうちに塩分が少なくなる場合があるので、時々（定期的ならばなお良い）体調調整表でチェックをしていただきたい。

八、動物質は、健康な人は時々少量食べるのがいいが、二日続けることはさけたほうがよい。

九、果物は、秋冬の気温の低い季節には控えること。
十、生野菜と緑黄色野菜は、少量は差し支えないが、大量にとるのは感心しない。日本人は、ビタミンCは食事の中で自然にとれるだけの量で十分である。
十一、水分は極力少なく。
正食法入門は、陰または陽に偏りすぎた体調を陰陽のバランスのとれた体調に戻すことを主眼としたもので、〝治病食〟ではないし、当然、あらゆる病気が治るわけではない。

正食というのは、特定の病気治療を対象としている西洋医学とは、まったく異質なもので、あくまでも体調調整を目的としているにすぎないのである。

それにもかかわらず、思いがけない病気が治ってしまう。

「正食の狙いは、あくまでも体調調整にあるのであって、病気治療のためではない」

「病気を治すのは自然治癒力である。人間にできるのは、あくまでも、〝体調調整〟である。体調が正常になれば、あとは自然治癒力によって病気が治ってしまう」

これこそ〝ヒポクラテス医学〟の真髄である。

特別食・基本食

特別食

「原爆何するものぞ、われに〝七号食〟あり」と桜沢如一をして、いわせた〝超強力食〟である。その食箋は、

「穀物百《パー》《セント》で、添えものとして少しのゴマ塩のみ」で、原則として一週間から十日ぐらいを一期とし、体を見ながら食箋を変えてゆくというものである。穀物の持つ強力な生命力を最高に発揮させる食養である。

しかし、これは太平洋戦争前の話で、いまはメチャメチャに荒らされた田から採れる米では、いくら玄米でも、昔の玄米とは天と地ほど違う。〝病んでいる玄米〟では望むべくもない。〝幻の七号食〟となってしまったのである。いつの日か、昔の田畑が甦《よみがえ》る日が来るかもしれないという儚《はかな》い夢でも見るよりほかはないのである。

基本食

何事にも基本がある。では正食の基本食は何かということになる。それは正食の原理に基づくもので、前に述べた〝正食の定義〟を満足させるものである。

それは「玄米、ゴマ塩、ミソ汁、タクアン、三年番茶」である。

右の基本食に、清浄な雑穀類（麦、アワ、キビ、ヒエ、ハトムギなど）と野菜類を組み合わせてゆく。

野菜類は、なるべく全体食を心掛けるとともに体調に応じて――つまり陰性体質と陽性体質。陰性体質の人は根菜類を多く、緑黄色野菜、イモ類（ジャガイモ、サツマイモなど）、その他食物の陰陽表の陰性、強陰性のものは極力少なく、陽性の人はその度合に応じて陰性食をとってよい。

海藻類は非常に重要な食物で、毎日欠かさず食べたほうが良い。

白砂糖は食品中で人体に最も悪いものだから、絶対に食べないのが理想。やむを得ない時でも極力少量とすること。

肉食は絶対にとらないのが最良、動物質をとらず、塩分を十分にとっていれば、絶対といっていいほど〝ガン〟にはならない。

われわれ人間にとって、というよりは、すべての動物にとって肉食がどれほどに恐ろしいものかは、もっと広い視野から改めてふれることとする。

果物と生野菜はカリウムやビタミンの宝庫だから……なんていうのは誤り。そのカリウムが多すぎて人体の陰性化を招く恐れが多いのである。日本人の大部分は、もともと陰性なのだ。

緑黄色野菜や緑茶も陰性が強いので、あまりモリモリ食べるのは良くない。正食の食箋では、緑黄色野菜はあまり登場しない。たまにあっても油で揚げて火を十分に通して陽性化する。

正食では緑黄色野菜をとらなくとも全然支障がないどころか、これをとると悪い場合があるのだ。

また正食における増血食としては、饅頭《まんじゅう》ウニに自然海塩を混ぜて冷蔵庫で三日ほど熟成させたものを使うのである。

ジャガイモはカリウムたっぷりだから良い。大豆は畑の肉であるというようなことをいわれるが、ジャガイモはカリウムが多すぎて強陰性。しかもカリウムのためにデンプンは膨れてフニャフニャ、食品としては決して上等なものではないし、大豆もカリウムが多いためにタンパク質の分子が粗くなっていて感心できない。豆乳は身体を強く冷やすので幼児には与えないほうが良い。

とにかくジャガイモや大豆のような強陰性食は、正食では敬遠したほうが良い。

右のように正食では人体に及ぼす影響を第一とし、栄養学では食品の成分を重視するのである。

第八章 血液を清浄化する

清浄な血液こそは人体の健康を守る源と知れ

いじめ殺人・人咬み犬・老人医療費七十一兆円（二〇二五年）

最近の新聞から拾ったショッキングな〝三題話〟――。その原因は何《いず》れも食物……。三つとも、ショッキングな話である。

〝いじめ殺人〟に対する世間のショックは大きかった。こんなに痛ましく、恐ろしい事件も少ないだろう。

新聞は連日、これを報道した。そして何故こんな事件が起きるのか、さまざまな角度から関係者、知識人の談を紹介したり、ついに〝暴力生徒の登校停止命令〟という、まったくのトンチンカンな処置までに発展した。

それらのさまざまな見解や処置は、すべてまったくの誤りである。

殺人生徒は加害者ではあるが、同時に被害者なのである。

真因は〝陰性食〟にあるのだ。その実例は一三六ページの「悪童マイケル」、「不良少女らが普通の女の子になる」のところで紹介してあるので参照されたい。

陰性食をとり続けていると、身体が陰性化する。とくに「塩控え目」の指導のために、陰性どころか強陰性になっているのだ。肉体的、精神的に不愉快な症状が次から次へと出てきて、見るもの、聞くもの、すべてシャクにさわるようになる。

これが昂《こう》ずると、陽性行動でこれを発散させないと、気が狂うような状態になってしまう。

殺人中学生の場合には、これがいじめであり、いじめという陽性行動によって「陰性を消す」という中和が行われたのである。それが次第にエスカレートして殺人にまで発展してしまったのである。

暴力とまではいかないが、何らかの手段で陰性を中和することをやらないと、いたたまれなくなる。それを発散する手段の一つとして〝暴走族〟となって二輪車を猛スピードで走らせ、マフラーを改造して爆音を発するようになる。

暴走、暴音、これらは陽性刺激《しげき》である。暴走族に対して、これを取り締まるという対策を労多く効果はない。

もうおわかりいただけたと思うが、いじめ、暴走族などに対して、取り締まったり、規則で押さえたり、お説教をすることはまったく効果がないという無駄な対策である。

効果的な対策は、「陽性食」をとらせて陰陽のバランスをとることである。そのためには指導的立場にある人たちが〝無双原理〟——陰陽原理を理解し、これを自ら実践し指導することによって、世の中は一変してしまうこと請け合いである。

まず社会的には犯罪が激減し、火災は減り、交通事故も減る。そして病人が減る。寝たきり老人など、脳卒中の人を除いたら、いなくなってしまう。

というようなことになったら本当に良いが、これは〝夢〟として胸の中にしまっておくこととする。他人に話しても「そんなばかな」といわれるだけである。

せめて、いじめ殺人や暴走によって安眠を妨げられることがなくなれば……、というところであろうか。

まあ、小さなところから始めると、社長が陽性化した場合、トタンに社員の顔が明るくなり、社長に対する評価点が上がる。ガミガミが消えてしまうからである。

家庭では、パパが優しくなって、お子様たちは大喜びで「パパはこの頃優しくなった」という例もある。

次は〝人咬《か》み犬〟である。原因は極めて簡単、肉を食べさせるから性質が荒くなる。植物性食に切り換えたら、これで万事オーケー。放し飼いにしても子供に咬みつくことなどないどころか、犬同士のケンカもなくなってしまうのである。

食べものは、それを食べる人間だろうと動物だろうと、その性格も健康状態も正食とすることで一変してしまうのである。

老人医療費二〇二五年に七十一兆円

これは一九九五年四月十三日厚生省の発表である。

国民所得上昇が年二～三パーセントの低水準で推移した場合には、老人医療費が国民所得の十パーセントに達するという計算である。医療費急増の最大要因は高齢者人口の増加であるという。

これと比較対比した数字として国民医療費が年二兆円の伸びだから、単純計算で二〇二五年までに六十兆円。九三年度の二十五兆円を足すと八十五兆円だから、決して高すぎる数字とは思えない。

これでは医療のために日本経済は破綻してしまう。これに対しての対策は、政府でも医学界でも文字通り何も持っていない。いや何もわかっていないのだ。わかっているなら、すでにその手を打っているはずだからである。

しかし可能性は理論上は存在する。それが〝正食医学〟である。といっても、あくまでも可能性であって、現実にはまったく不可能である。原因は「正食」を知らないからである。

できるのはただ一つ、政治的なものである。

これにはお手本として実例を紹介することにしよう。

これを、ここでは松本英聖『医学と生命』（技術出版刊）一九八ページ〝世界の流れは穀菜食〟より引用して紹介する。

かつて第一次大戦中、デンマークでは食糧輸入の道が途絶え、極度の食糧難に陥った。

この時、食糧相で栄養学者でもあったヒンドヘーデは、ドイツのルブナーの栄養学説（肉食礼讃論）を断乎《だんこ》退け、国内の豚をすべて殺し、その飼料を国民に配給した。肉一人分を得るためには、五人分の穀物が飼料として浪費されるからだ。その結果、食料危機を乗り切っただけでなく、国民の健康状態が急速に改善され、死亡率は三四％も激減した。

国の存亡を賭けた生命懸けの成果であるだけに、迫り来る食糧危機に対する道として、これ以上確かな教訓はあるまい。

実は、マーラー国連ＷＨＯ事務局長の熱意と努力によって、〝病なき世界〟の実現を目指す※「アルマ・アタ宣言」が採択された裏には、彼がヒンドヘーデの血を引くデンマーク人であればこそ出来得たことであった。

ともあれいま、アメリカでは激増する文明病対策のために、かつての「肉食礼賛から自然穀菜食へ」と、その巨体を軋《きし》ませながら一八〇度方向を転換し、本気で自国民の食事の内容を変革しようと努力しているのだ。

こうした歴史の流れは、やがて先進国の食生活を穀菜食へと転換するであろうし、また迫り来る食糧危機は好むと好まざるとにかかわらず、その歩みに拍車を掛けることになろう。

※＝国連WHOが一九七八年九月に「西暦二〇〇〇年までにすべての人に健康を！」という、史上空前のスローガンを発表した。これを「アルマ・アタ宣言」という。

ヒンドヘーデの偉業は日本人には信じられないことである。祖国のために断乎としてやり抜く西欧人、何もできない日本の政治家と比較して本当に頭の下がる思いである。

それと同時に、「肉食礼賛」が誤りであり、「穀菜食主義」こそ本当であることを、国をあげての実験というより、実践することによって、われわれに教えてくれているのである。それは正食の理論とも一致するのである。

さらに大国アメリカさえも、「肉食から自然穀菜食へ」の大転換を行う方向に動き出した。本書ですでに紹介した、〝アメリカ上院栄養問題特別委員会〟をきっかけとした食養転換が行われ始めたのである。

世界はいま、自国の生き残りを賭けた〝自然穀菜食主義〟の時代に変わろうとしているのである。

正食の目的は血液の浄化である

医学には主なものが二つある。

一つは、ギリシャの医聖ヒポクラテスの思想を受け継いだ自然医学。もう一つは、ローマのガレーノスの思想に基づく人工医学である。

ガレーノス医学は〝病悪説〟をとり、「病気は人々を苦しめ、死に至らしめることもある大敵である。だから、こちらも武装を固めてこれと戦わなければならない」とし、プロの医師によって薬、ワクチン、血清、ホルモン、ビタミン、人工臓器、医療検診を用いて病院などで治療が行われる。

この戦はすでに二千年の長期にわたる戦闘で、ごくわずかな例外を除いては完全敗北である。一部の例外とは病原菌によるもので、菌は〝生きもの〟なので薬で殺すことができたからである。

この勝利によって〝病気はすべて薬で治る〟という錯覚に陥り、いまだにこれに気がつかない。そのため人間の身体自体が病む内因性の病気は、絶対に治すことができないでいるのである。

ヒポクラテス医学は〝病善説〟で「病は人の生命を助ける善である」とし、生物の持っている〝自然治癒力〟に全幅の信頼をおき、「人間には病気を治すことはできない。自然治癒力のお手伝いができるだけ」という思想で自然治癒力へのお手伝いよろしきを得れば、どんな病気でも治していただけるのである。

そのお手伝いとは、

清浄な血液ができるような食養――正食――を提供することである。

その食養は目的が一つだから、どんな病気でも基本的には同じで、特定の病気の特効食とか、手当て法としての生姜《しょうが》湿布や豆腐、里芋のパスタ、ビワ葉などの古来のものが若干あるだけである。

あとは、当人の衰弱の度合とか、それまでの食養や医療の影響などに応じた処置をするくらいである。

それらの主なものは、陰陽のバランスに対する注意くらいである。

そのほかは〝よく噛む〟ことと、〝水分を必要以上にとらない〟ということで、神に感謝しながら自然治癒力に任せればよいのである。

ご参考のために、食箋（表7の①～⑥）までをご紹介させていただく。一見、マチマチのように見えるが、①～⑥には、極めて明瞭な一致点がある。

○どれにもあるもの

玄米、雑穀、ごま塩、みそ汁（東城氏の表にはない）、海藻、根菜類

○どれにもないもの

精白米、肉、魚、パン、大麦、きのこ、たけのこ、小麦、果物、生野菜、緑色野菜、芋、豆、わらび、ぜんまい、牛乳

※どれにもあるものは、陽性でミネラル十分なもの。どれにもないものは、老廃物を多量に含むもの、陰性が強いものなどである。

右のものだけで、すべての病気は治るのである。そこには手術もなければ点滴もない。注射もないという世界があるのだ。

次に人体と食養と自然治癒力との関係はどのようになっているかを、〝ガン〟を例にとって考えてみよう。それによって自然治癒力への理解がさらに深くなると思われるからである。

血液とガンの生理――（一倉仮説（十五））

ガンの原因は何だろうか。西欧医学ではたくさんの説がある上に、あとから、あとから新説が出てくる。ということは「決め手がつかめない」ということである。

これでは正しい治療とか対策は望むべくもない。

正食医学では「ガンは血液の汚れが原因であり、汚れるのは肉食が元凶である」というのが

④ 一倉　定	⑤ 大森　英櫻	⑥ 松岡　四郎	提唱者
肺ガン	胃潰瘍	胃潰瘍	病気／食箋・手当て
◎玄米に小豆少量入り ◎玄米＋餅＋小豆 ◎ソバガキ ◎玄米にきび、ひえ入り	◎玄米、玄米スープ ◎玄米がゆ ◎ごま塩多量	◎玄米に 小豆5～10% ◎あわやきび	主食
◎みそ——豆みそ ◎具——わかめ、ねぎ、玉ねぎ、油あげ、玄米餅 口が曲がるような濃いもの1日3～4杯	◎みそ——豆みそ ◎だし——昆布 ◎具——わかめ、玉ねぎ、とろろ、長ねぎ、油あげ	◎みそ汁 季節の野菜、わかめ、豆腐、そば団子	みそ汁
◎分量—— 主食の1/3～1/4 味付けは塩分濃く ◎根菜類の油炒め、又は天ぷら ◎白色野菜の油みそ ◎鉄火みそ、こんにゃく ◎昆布、ひじき、ゆば ◎黒豆、高野豆腐 ◎切干大根 ◎鯉こく ◎梅干し、たくあん、みそ漬	◎分量—— 主食の1/4 ◎きんぴら、ひじきれんこん ◎油みそ、鉄火みそ ◎昆布の佃煮 ◎大根料理 ◎れんこん料理 ◎梅干し、たくあん	◎ごぼう、人参、れんこん、きんぴら	副食
◎玄米茶 ◎梅醤油番茶、梅番茶 ◎スギナ茶	◎塩入り玄米茶 ◎吐血＝塩番茶 ◎塩入りれんこん湯	◎黒炒り玄米スープ	飲み物
◎患部に里いもパスタ ◎痛むところに生姜湿布	◎生姜湿布 ◎里いもパスタ		手当て

表7

提唱者	①大森　英櫻	②松岡　四郎	③東城百合子
食箋・手当て ＼ 病気	ガン	肺ガン	肺ガン
主食	◎玄米ごはん ◎玄米餅入り小豆飯 ◎きび、ひえ入り玄米飯 ◎ごま塩大量(ごま7、塩3)	◎朝一番に葛梅醤油番茶 ◎朝――ソバ米雑炊、炒り玄米に小豆がゆ ◎昼 ―― 玄米100、小豆5、ハト麦3、アワ2、に自然塩1グラム	◎玄米 ◎二分づき米 ◎日本そば ◎胚芽入りハト麦のお好み焼き
みそ汁	◎みそ――豆みそ ◎だし――昆布 ◎具 ――わかめ、玉ねぎ、長ねぎ、油あげ、とろろ昆布、玄米もち	◎みそ汁（麦100+八丁みそ80） 具 ――わかめ、季節の野菜、豆腐、以上第1~2週 たくあん2切 ◎第3~4週は鯉こく1椀	記載なし
副食	分量――主食の1/4 ◎きんぴら（ごぼう50、れんこん30、にんじん20)、ひじきれんこん ◎ひじきこんにゃく、油みそ ◎鉄火みそ ◎昆布の佃煮 ◎黒豆こんぶ ◎ひじき油炒め ◎鯉こく ◎けんちん汁 ◎高野豆腐 ◎たくあん ◎みそづけ	◎夕 ――れんこん、人参、ヒジキ、玉ねぎ、水菜、葉菜の煮物、キンピラ、れんこんボール（週1~2回) ◎食欲のない人は黒炒り玄米スープ 玄米クリーム、玄米がゆ、炒り玄米小豆がゆ、ソバ雑炊、玄米ご飯	◎ごまみそ ◎きんぴらごぼう ◎ひじきとごぼう、れんこんの炒め煮 ◎かきのフライ、かきの天ぷら ◎根菜類の天ぷら ◎大根おろし ◎食養鯉こく ◎たくあん ◎梅干し
飲み物	◎塩番茶、醤油番茶、くず湯	◎番茶	◎ハト麦茶 ◎ビワの葉茶 ◎クイーンはこ茶 ◎玄米茶 ◎山の番茶
手当て	◎生姜湿布＋里いもパスタ	◎生姜湿布をヘソを中心に20cm×30cmの大きさ ◎腹と対称的な裏に湿布	◎寝汗は生姜茶で身体をふく ◎セキはれんこんのスリ下し、ガーゼでこして、大さじ2杯

一致した見解である。

この見解は表現を単純化しているのであって、決してこれだけが原因と決めつけているわけではない。

ガンの原因の最大のものは明らかに肉食である。肉には危険な老廃物が多量に含まれているからである。

老廃物以外の主な原因は、白砂糖、白米、化学調味料、添加物、残留農薬、合成医薬品などであり、それ以外では工場排煙・廃液から、電磁波、放射線、その他に至るまであるのだが、論旨をわかりやすく述べるためにここでは肉を代表として扱うこととする。

ガンで最も不思議に思われているのは、「ガン細胞は細胞分裂の法則にまったく当てはまらない狂った細胞だ」といわれていることである。しかも「転移」という他のいかなる病気にもない不思議な現象がある。

この二つの現象を中心にして〝一倉仮説〟を組み立ててみた。

血液は、塩の新陳代謝機能によって栄養分を細胞に与え、汚れた細胞内液を取り去る。汚れた内液は血液とともに肝臓、腎臓、肺などに運ばれて浄化され、新しい血液が補給されて、また全身を廻《まわ》る。

血液を汚すものは二つある。一つは自らの生理作用による老廃物と、食物に含まれる老廃物――つまり動物食に含まれている老廃物である。この老廃物は、肉食の増加とともに増大し続ける。
これらの老廃物が人体の老廃物浄化力を上廻ると、あとは血液中の老廃物が増加してゆき、汚れた血液となってしまう。そのため細胞も汚れ、病んでしまう。これが内因性の病気である。だから何らかの方法で血液を浄化しなければならなくなる。そこで自然治癒力は、この老廃物を集め、血液中に溶けこまないような処置をして一か所に集める。これがガン細胞といわれているのである。

ところで、この老廃物は体内で発生するものでも、体外から食物として入ってくる老廃物であっても、個体の違い、食餌の違いによって、その量はマチマチである。

老廃物の量の違いは、これらのものがガン腫に変わるのだから、ガン腫の大きくなるスピードが違う。だから細胞分裂の法則とは関係なく大きくなってゆくのである。〝狂った細胞〟とは、ピント外れの解釈である。

この堆積物《たいせきぶつ》は体内にあるのだから、体温で溶けなければよい程度の膜で押さえている。だから温熱療法の熱で膜は溶けるのである。温熱療法というのはガンを散らすだけである。治ったのではない。そして血液が汚れて、もとのもくあみ。これをまたまとめることになる。転移である。ガン以外に転移ということは起こらないことを考えてみればわかる。

ガン腫は血液の汚れの結果だから、これを切除するというのは意味がない。その原因である血液を浄化することこそ正しい治療法なのである。

血液を浄化できるものは、清浄で陽性な食物のみである。人造の薬は人体にとっては毒物である。その証拠に副作用がある。この毒も毒なるが故にガン細胞に変わる。

陽性で清浄な食物さえあれば、あとは自然治癒力が驚異的な力を発揮して血液を浄化してくれるのである。

正食の直接の目的は、清浄な血液を作ることにある。したがって健康な人でも病人でも、その病気がどんなものであろうとも、陽性病に対しては、その病状に応じて陰性食をとり、陰性病には陽性食をとる。また特定の病気に、とくに効力の大きな特別食や増血食、体内毒を吸い出すものとして、いろいろな湿布やパスタ（貼り薬）などを用いるくらいである。

これらの食養は目を見はる効果がある。それは、宇宙の根本原理に基づくものだからである。

ジョギングは健康作りにあらずして生命の終わりに走りこむなり

動物と植物の決定的な相違は何か

動物は動き、植物は動かない。これこそ決定的な違いである。動物と植物は、もとは一つのものが二つに分かれたのは誤りない。

腸の絨毛《じゅうもう》と木の絨毛は、動物と植物の違いでありながら名前が同じ、字が同じ、どちらも栄養分を吸収する役割を持っている。ヘモグロビンと葉緑素は、どちらもピロール基四つを持っており、その中心に鉄があればヘモグロビン、マグネシウムがあれば葉緑素である。これは、もとは一つのものであった証拠と考えられる。

それにもかかわらず、動く生物と動かぬ生物に分かれたのである。

もと同根でありながら動物は動くために老廃物を発生させ、植物は動かないので老廃物を発生しない。これが寿命の大幅な違いとなってしまった。

植物は千年以上の寿命を持ち、動物は百年以下である。〝動く〟と〝動かない〟、〝老廃物がある〟と〝ない〟では、これほどの差がついているのである。

植物は老廃物処理の必要がないために、そのエネルギーを〝生長〟に使うことができる。樹齢七千年といわれている縄文杉は春になると新芽をふく。

動物は老廃物処理に大きなエネルギーを使うために、処理できる範囲内で成長が止まってしまう。

老廃物は有害物質である

植物は腐っても悪臭を発生しない。これは無害の実証である。

なぜ悪臭を発しなければ無害かというと、動物質のものは、腐ると猛烈な悪臭を発生する。これは、人体にとっては有害なので「食べてはいけない」という自然治癒力の警告である。神は、こうして動物の生命を守っているのである。

階段や坂道をのぼると、ふくらはぎが痛くなる。これは動いたことによって筋肉内に老廃物が発生したためである。

痛くなるのは、老廃物が発生しているという警告である。のぼるのをやめると、数秒で痛みがすうっと消えてゆく。そのスピードは驚くほど早い。血液が老廃物を運び去るからである。人体の健康を守るために、超特急で老廃物を除去してしまうのである。

動くと老廃物が発生し、その老廃物は毒物であることを、われわれは看過（見すごし）しすぎている。

これについて少し考えてみよう。

アフリカの草原で

ライオンをジープで追いかけてみると、せいぜい三十分でヘタりこんでしまうという。

シマウマやカモシカを追いかけてみると、二時間でも三時間でも一向にヘタりこむことはないという。

その理由は簡単である。ライオンは肉食動物なので、体内には食べた動物の肉に含まれる多くの老廃物があるために長距離を走るスタミナがない。

シマウマやカモシカは草食動物で植物の中には老廃物がない。だから長距離を走ってもヘタりこむことがないのだ。

肉食動物は瞬発力はあるが、耐久力（スタミナ）は乏しい。反対に草食動物は瞬発力は乏しいが、耐久力は十分である。

では鳥類ではどうだろうか。タカ、ワシ、ハヤブサなどは猛きん類で肉食鳥である。そして「留鳥」である。つまり一か所に留まって生活している。「渡り鳥」は草食または雑食である。雑食といっても食べる動物は、カエル、ドジョウ、虫類などの小動物である。

この事実は何を物語っているのだろうか。

肉食鳥はスタミナが乏しいので、万里の波濤《はとう》を越えてゆくスタミナを持っていない。渡り鳥は、白鳥やガンに見られるように大型鳥であっても、はるばるシベリアから日本に飛んできて、また帰ってゆく。スタミナ十分だからである。

肉食動物は何故スタミナがないのか

その原因は、肉の中に含まれている〝老廃物〟にある。

動物は動くために体内に老廃物が発生する。そのうえに食物としてとるのが、やはり肉である。この肉の中にも老廃物が含まれている。

この二つの毒が重なって肉食動物の内臓は、これの処理に追われている。草食動物のように老廃物のない食物はまったく食べないのだから、たまったものではない。

いくら内臓で大車輪で老廃物を処理しても、とても追いつかない。次第に老廃物がたまってゆく。これが老化の原因である。だから肉食動物はスタミナがなく、寿命が短い。

それに反して草食動物の食べるものには、老廃物は含まれていない。自らの体内で発生する毒はほとんどない。

これが肉食動物はスタミナがなく、草食動物にスタミナがある理由なのだ。

だから肉食動物は、比較的毒の少ない草食動物を食べ、毒の多い肉食動物は絶対に食べない。

これが肉食動物の、せめてもの健康法であり、鳥類でも同様である。

人間が肉食動物を絶対に食べずに草食動物の肉を食べるのも同じ理由である。

運動すると寿命を縮める

用もないのに動く動物は人間だけであるとは、誠に奇妙なことである。

地球上には、百五十万種類（五百万種類という人もいる）とかの動物がいるという。

それらの動物で、用もないのに動く動物は人間だけである。それも〝運動〟という激しい動きをし、これが健康増進の効果があるというのだ。これは、いったいどうしたことなのだろうか。

人間以外の動物は、食物をとるため、生殖のため、敵から身を守るためという明らかな必要性がある時以外は絶対に動こうとはしない。

ライオンが餌になる動物をとるための跳躍の練習をするような話は聞いたことがない。腹いっぱいの時には寝そべっていて、カモシカの大群が傍《そば》を通っても見向きもしない。カモシカのほうもそれを知っていて、空腹でないライオンを見ても逃げない。

チーターは地上で一番速く走れる動物だが、ナンバーワンの名誉を守るためのランニングの練習はしていない。それどころか獲物を追うのは、ほんのわずかな時間で諦《あきら》めてしまうではないか。肉食なるがゆえにスタミナがないからである。

またカモシカやシマウマが、猛獣の攻撃から身を守るための全力疾走のトレーニングをしているのを見た人は一人もいない。

大蛇やワニは満腹している限り、幾日も、いや幾十日でもほとんど動こうとしないのは動物園で見られる光景である。それらの動物で運動不足を起こしている動物などいない。飼い犬が運動不足を起こすのは、しばりつけて犬の自由を束縛しているからである。

必要がなければ動こうとしない動物は特別の場合を除き、成長期の五倍生き、種族に与えられた天寿を全うして死んでゆく。

それに反して人間は健康、長寿に良いとばかりに運動をして、体力を強めると思いこみ、内臓にいらぬ負担をかけている。それで長寿につながるはずがない。せいぜい成長期の三倍（成長期は二十歳説と二十五歳説とあるが）くらいしか生きない。五倍生きる人は、むしろ例外的ではないか。動物の持っていない医学と栄養学という武器を持っていながらである。

健康を考えるにあたって、まず根本的なことは、地球上の動物で「人間だけが特別ではない」という認識を持つ必要があるということだ。

動物の中での高等動物は〝脊椎《せきつい》動物〟である。その中で最も進化した動物が人間である。ということは、頭脳に関してはいえるが、それらの動物体の構造を見れば、決して特別でも何でもない。基本的にはまったく同じである。

頭は一つ、目は二つ、みな脊椎がある。内臓の働きも同じである。

そしてみな、右の腎臓が硬くなって死ぬ。決して左の腎臓から悪くならないのである。つまり生理的には動物も人間も同じだということである。

人間だけが他の動物とまったく違う生理機能を持っているわけではない。とすれば人間だけが用もないのに運動をし、それが健康、長寿につながるはずはない。

だから運動は身体に悪いとなる。運動すると老廃物が発生するのは、すべての動物に共通だということこそ正しい認識であろう。

運動すれば健康になるのなら、スポーツ選手は長命のはずである。ところが運動選手は決してそうではないのが事実である。

しかもハードな運動をした人たちほど、一般的に短命である。例えばボート選手では三十歳代、四十歳代で死ぬ人がかなりあるという。新聞にのる有名人の死亡記事の中に五十歳代、六十歳代で死亡する元スポーツ選手の名前がかなりある。死因の多くは心臓病、肝臓病など内臓の病が目立つが、ガンも少なくない。

ジョギングの元祖ジェームス・フィックスが、ジョギング中に急死したとは、皮肉である。こうなると、

ジョギングは、健康づくりにあらずして
生命の終わりに走りこむなり

ということになってしまう。そして、それは正しいのである。彼の死因は心臓病だった。

一九九一年一月二十六日の産経新聞には、「生涯を通じて激しい運動を続けるスポーツマンは一般人に比べて六歳も寿命が短い」という記事があったではないか。

それによると、一八八二年から十年間の、ある国立大学の卒業生中の三一一三人（没年のハッキリしている人）の死亡者中、体育系が六十・六歳、文科系が六十六・八歳、理科系が六十六・一歳であったという。

新聞の有名人の死亡記事を見ると、長寿者の職業はさまざまであるが、元スポーツ選手というのは極めて少ない。

反対に芸術家の死亡記事を見ると、長寿者が目立つ。長崎の原爆記念の〝長崎平和祈念像〟をつくった北村西望は百二歳まで生きた。奥村土牛《とぎゅう》は百歳で富士山の絵を展覧会に出品している。鍼灸医の原志免太郎はたしか百四歳か五歳まで生きた。しかも死ぬ直前まで現役であった。

事のついでに同氏は「灸は血中白血球が大幅に増加する」ということを発見した人である。この研究で博士号をとったのだ。

これらの人々は、どう考えても運動を十分に行っていたとは思われない。

芸術家ではないが、帝銀事件の死刑囚だった平沢貞通《さだみち》は九十五歳まで生きた。四十年間もの間、独房で過ごした人が十分に運動したことはないはずである。住環境が優れているとは思われない独房の中で運動をせず、粗食をした人が長命だったのである。長生きしたい人は、「運動せず、美食せず」がよいのだ。

毎年、敬老の日には長寿の人々の記事やテレビ番組があるが、それらの人々の健康法に〝運動〟と答えた人はいない。

運動は健康に害がある。短命となる。これが正解である。原因はいわずと知れた〝老廃物の発生〟である。

しかし人間は動物と違って不自然なこと、とくに事務関係の仕事などでは一日座り続けるために全身の血行が悪くなる。それをほぐすために軽い屈伸運動をし、首をゆっくり回す。あとは腹式呼吸をなるべくゆっくり行う。とくに呼気を細く長く行うと非常に気分がスッキリする。またラジオ体操を行う時には、なるべく不真面目に行うほうが良い。その点、中国の整体体操はユックリズムで理想的である。

ところで「運動は健康のために良い」という通説は、どうして生まれたのだろうか。それについて考えてみよう。

運動をすると運動能力が上がり、筋肉の力が増す。それを「体力がつく」と錯覚しているのである。速く走れたり、動作が敏捷《びんしょう》になったり、重いものを持ちあげることができるからである。

運動で筋力をつけて、「その筋力を何に使うか」ということになる。職業上、筋力を必要とする人々を除けば、筋力を役立たせる場所はないのである。まったくのムダ骨ではないか。だから運動をやめると、強化した筋肉は、「アッ」という間に「元の木阿弥《もくあみ》」になる。

使い道のない筋肉を維持するために大切な栄養素を浪費するようなアホなことは、神様がするはずがないではないか。

もう一つ、運動をする理由に〝減量したい〟というのがある。なぜこんなバカなことをするのだろうか。それは〝肥《ふと》るメカニズム〟がわかっていないからである。肥らなければ減量する必要はないのだ。

肥満の原因については一四五ジペーで詳述してあるが、参照の労をはぶくために要約する。

肥満の原因は欠陥食である。石塚理論による「有機質と無機質のバランス」が、精製過程で無機質をほとんど剝ぎとってしまうために、極端な無機質不足を起こしている。無機質は、生命維持に必要な生理機能を行うのだが、これができなくなる。何が何でも無機質を摂取しなければならない。そこで、食物の中にわずかに残っている無機質をとるのだが、無機質とともに不要な有機質までとるということになる。その不要な有機質を脂肪にかえて体内に保有する。これが肥満の生理である。

肥りたくなければ、この無機質をとればよいのだ。それには白米でなく玄米、雑穀、全体食をとれば、自然に肥満は解消してしまうのである。

これを知らないために運動をして減量しようとする。運動で危険な老廃物を発生させて血液を汚し、汚れた血液が内臓を痛めつけ、さまざまな病気をひき起こし、寿命を縮める。こんな愚行はないではないか。

第九章　自然治癒力を高める

人間の健康守る土台こそ神の賜いし自然治癒力

身体を浄化する

人体は、食物から発生する毒、動く、走るなどの活動から発生する毒、内臓の生理作用や病気から発生する毒など、健康な状態でも発生する毒がある。これらの毒は、肝臓、腎臓、肺臓などで処理したり排泄したりするが、なおわずかな毒が細胞の中に残るのはいなめない。

この細胞の中の毒は年とともに次第に増えてゆく。こうして身体全体がダンダン汚れてゆく。

この汚れをとることは健康上極めて大切である。

この毒を体外に吸い出す効果的な方法がある。

その中の代表的なものとしての〝里芋パスタ〟と〝ショウガ湿布〟〝豆腐パスタ〟を紹介させていただく。この三つは、とくに人命にも関するほどの大きな効力を持つ重要なものなのである。

里芋パスタ

ガン腫の吸い出しに極めて効果的である。そのほか体内の結石除去、火傷《やけど》などに著効がある。胃かいよう、胃カタル、腎臓炎、肝臓炎、腸炎、婦人病などの内臓疾患一切、外傷、内傷のすべて、神経痛、リウマチ、膠原《こうげん》病、痔《じ》、痛風、その他多数の病患にすべて可。まさに、行くところ可ならざるはなし、といえよう。

五百年前に中国で有効性が発見されたものといわれている。鎮痛効果も持っている。

(イ) 局部パスタ

局部は、パスタ(貼り薬)として用いる場合が多い。

生の里芋の皮を剝《む》き、これをおろし金でおろし、これに同量の小麦粉をつなぎとして混入し、これに青野菜、青草など緑色のものなら何でもよいから、パスタの一割くらいを叩いて青汁が出るようにして、これを加えて簡単に練るようにする。これは酵素の働きを加えるため。

これを、さらし布か和紙の上にのばす。大きさは患部の二倍くらいとし、あらかじめ、ショウガ湿布で温めておいた患部の上に貼る。

そのうえから、さらし布とか包帯などで押さえる。なれないうちは、パスタがハミ出たりズレたりするから、工夫をすること。有効時間は約四時間であるから、その時に取り替える。

ただし夜は就寝前に新しくしておき、翌朝まで取り替えなくても良い。

ガンや悪性の腫瘍などの場合は、皮膚が黒や紫色に変色したり、悪臭を発したりするが、これは、よく効いている証拠である。結石は硝酸《しょうさん》カルシウムなので、パスタのアルカリで中和して、くだけたようになって体外に排出されてしまう。

火傷などは、治った跡にケロイド状の引きつりができるようなことはなく、もとの皮膚よりもきれいになってしまう。

(ロ) 体毒取り

ガンなどでは全身の細胞すべてに毒が滲《し》みこんでしまうので、ガンが治っても全身の細胞の中の毒は残る。これが再発の原因になることが多い(もう一つの再発の原因は邪食)。

これは全身的なショウガ湿布と、患部だったところに貼る里芋パスタの併用によって、これらの毒を取り去る必要がある。これがガンで最も難しいことである。というのは、根気強く一～二年間続けなければならないからである。

◉食塩風呂

自然海塩の二十四時間風呂で塩分濃度を一～二パーセントくらいに濃くして、ガンのアフターケアとして約四か月間風呂の水の濁りが続いた例がある。それが、ある朝の湯がきれいになっているのを発見したのだった。それと同時に患者は、とてもガン患者だったとは思えないくらい元気になってしまった。それから三年、その人はますます元気である。

この事実は、もしかしたら風呂単独または里芋パスタ、ショウガ湿布との併用によってもっと短時間で細胞中の毒を抜くことができるようになるかもしれないのだと示している。

念のために書き添えると、この全身の毒抜きは玄米正食を行っているという条件がつくのである。

脳出血に豆腐パスタ

まさに奇跡としか思えないことである。

脳出血に豆腐パスタ療法を行えば、言語障害も半身不随も起こらないのである。

この療法は素人でもできる極めて簡単なことなので、よく覚えておくとか、家の中の見やすいところに療法を書いて貼りつけておくのも良い。

ただし、これは四十八時間以内でないと手遅れになる。

ただ一つの大難関がある。入院させたり、そうでなくとも医師の西欧式治療を受けたりしたら、この療法は撤回されてしまうからである。医師に知らせずに自宅で治療するしかない。

まずは患者を安静に、なるべく動かさないように寝かして浣腸《かんちょう》をする。

それは必ず腸内でも出血を起こしているので、浣腸をして腸内を清潔にするためである。

脳と腸とどちらが先に出血するのか、同時なのかはわからないが、人体とは不思議なことが起こるものである。

しかも脳出血も腸出血も必ず汚れた血液であって、きれいな血液ではない。これも不思議なことである。瀉血の場合も同様であって吸い出された血は必ず汚血である。きれいな血は吸い出されないのである。

普通、瀉血では汚血で紙の上にとってみると、ドス黒くてゼリーのように山になっているが、筆者が瀉血しても汚血は出ない。わずかに赤い血が少量吸い出されるだけである。筆者の血液は、正食のおかげで汚血ではなく、きれいな血液なのである。

この時は嬉しかった。神に感謝するとともに、人体の精妙無比な仕組みを目のあたりに見せていただいたからである。きれいな血は吸い出されないのだ。神は生物の生命をこうして守ってくだされておるのだ。

浣腸が済んだら、次は頭部を冷やす。冷却剤は木綿豆腐だとはすでに述べたが、五十〜六十くらい用意する。

出血が右脳か左脳かは、右脳の場合は左手がきかなくなっているし、左脳の場合は右手だが、どちらかわからない場合には頭全体を冷やせばよい。

まず患者の頭髪を、なるべく短く切り取る（バリカンならなお良い）。

豆腐はタオルに包んで絞り、水分を軽く除去したものをタオルにのばして前頭部に当て、後頭部は大型のキャベツの中心をえぐり取って、ここに豆腐を厚く塗りつけてタオルを輪にしてこの上にキャベツを置き患者の頭をこの中に納まるようにする。

豆腐は、カリウムという強烈な冷却剤を含んでいるので、他に類を見ない凄い冷却力を持っている。

このカリウムは頭皮を通りぬけ、頭蓋骨《ずがいこつ》のたくさんの小孔を通って出血に達すると、これは酸性。ここに酸とアルカリの中和作用が起こり、中和された血液は頭蓋骨の孔から皮膚を通りぬけて外部に出る。

そのために豆腐は黄色く汚れ、猛烈な悪臭を発する。汚れた豆腐は新しいものと交換する。こうして、頭蓋骨の出血は吸い取られてしまう。これは、かなり急速に行われ、豆腐の強い冷却力によって体温が下がるので、体温が三十八度以下に下がったら、冷やすのをやめないと危険である。

豆腐に色がつかなくなり、悪臭がなくなればあとは里芋パスタで仕上げをする。これで終わり、手術などまったく不要。そして言語障害も半身不随も起こらない。あとは邪食を改めて正食とするのである。

豆腐は冷却力《れいきゃく》が非常に強いので、首から下には使用しては危険である。首から下を冷やす場合には、里芋パスタとする。

病気で頭を冷やす場合に、氷のうの代わりに豆腐パスタを使うとよく冷やすことができる。しかも手軽なのでご利用をおすすめする。

瀉血

ある年の大阪ゼミの第一日の朝、立ち上がった瞬間にズキーンときた。ギックリ腰である。〝魔女の一撃〟といわれる脂汗を流すような激痛である。

その激痛をこらえて一日のゼミを終わり、駆けつけたのは瀉血の施療所である。

瀉血というのは、身体内に溜《た》まった毒血をチューリップ状のガラスの吸引器で真空吸引して毒血を吸い出すこと。俗に〝吸玉療法〟といわれている。

毒血は、首筋から肩、背中に溜まる。身体に最も害の少ないところに溜まる。生命現象の合理性がここにもある。

昔の人は蛭《ひる》に吸わせた。瀉血をしているうちに、ギックリ腰の痛みが潮の引くように去ってしまった。東洋医学の即効性がここにもある。

筆者は、かつてはギックリ腰が持病だった。いろいろな先生にかかったが、灸《きゅう》、鍼《はり》、指圧、骨盤調整、瀉血など、どれでもたった一回、どれでも治療中に痛みが止まってしまう。
西欧医学の医師だけにはかからなかった。それは他人の例を見ても、レントゲン、注射、湿布、痛み止め薬など行うが、一回で治った例はなかったからである。
西欧医学ではなかなか治らず、東洋式療法では、どれでも一回で治ってしまうという事実を西欧医学で考えていただきたいのである。また卵醤一個で治ってしまう数百の症状や病気を西欧医学では、そのうちの一つでさえ治せない事実をである。

骨盤調整法

その道の権威、五味雅吉氏の理論の要約を紹介させていただこう。

腰というのは、その字の如く「身体の要《かなめ》」である。骨盤こそ骨格の要である。骨盤の上部の中心に〝仙腸関節〟という関節があり、これが背骨を支えている。背骨は上半身や頭蓋骨という重いものを支えているために仙腸関節は常に大きな重量がかかっている。そのため運動や労働、無理な姿勢などによって狂いやすい。

すると仙腸関節の上に乗っている背骨が傾く。この傾きを直して頭が骨盤の真上にくるように背骨がS字状に曲がる。

そして腰椎《ようつい》を支えている靱帯《じんたい》や筋肉がひきつれて硬化する。これが脊髄神経を刺激して激しい腰痛を引き起こす。だから骨盤のゆがみを治せば腰痛は治ってしまう。これが骨盤調整の理論である。

さらに背骨がS字形にゆがむと、背骨の中を通っている神経や、その神経が枝分かれして全身に行き渡っている末梢《まっしょう》神経が引きのばされたり圧迫されたりして機能不良を起こす。

この機能不良は、身体の生理のコントロールができないという状態を引き起こす。そのため人体のあらゆる部位に障害を起こすことになるのである。だから骨盤を調整し、背骨を正し、さらに全身の関節の不具合を正さなければ、何をどうやっても病気や体調不良は治らないのである。

ということは、「人体の健康を保つ根本的条件は全身の関節を正常に保つことである」という認識を持たなければならないのである。

日本人の九割は骨盤に異常があるという。大変な数の人々が骨盤異常による何らかの体調不良に悩まされているという。一般的な症状としては、

肩こり、便秘、ハゲ、シミ、シワ、ボケ、近視、気管支炎、精力減退、頭痛、不眠症、動脈硬化、生理痛、胃病、椎間板《ついかんばん》ヘルニア、慢性腰痛、座骨神経痛、股関節脱臼《こかんせつだっきゅう》、その他などである。

これらの症状をそのままにしておくと、年とともに骨盤のゆがみが大きくなり、内臓諸疾患

の原因にもなってゆくという。

骨盤のずれは、甚だしいものは直立の姿勢で肩の高さが違う。

一番よくわかるのは、うつ伏せに寝かせた人に足の力を抜かせた上で足首を持って、どこまで曲がるかを見る。かかとが自然に尻につけば正常。つかなければ、そちら側の仙腸関節がずれているという。

素人の治療法については、バンドを締めての腰の回転運動。一日三千回やった猛者《もさ》もいるという。

これと金魚運動がよい。そして筆者は常にバンドをしている。

寝る時は煎餅《せんべい》ぶとんこそ最高である。柔らかいふとんは腰痛の原因になる。

自動車のシートは外車は硬い。これが最高、日本製も最近はダンダン硬くなってきたのは良い。

困るのはホテルのベッドである。硬いベッドはほとんどない。仕方がないので、寝る時は腰の下に枕を入れて寝ることにしている。

感激的な話を一つ紹介しよう。

筆者の知人であるT社長は、私のすすめで骨盤調整に通っておられた。ある日、治療室に入ると、小学生らしい男の子を連れた母親がオイオイ泣いていたという。その男の子は原因不明の病でまったく視力を失ってしまっていた。藁《わら》をもつかむ思いで骨盤調整をしてもらいに来ていた。その子が突然治療室に張ってある張り紙の文字を読みだした。我が子の視力恢復を知った母親が、その場に泣き伏してしまったというわけだ。その母子は文字通り暗黒の世界から救いあげられたのである。

この実例と、筆者の正食の記事で、自然海塩の卵醤をとると、永年苦しんでいた花粉症や五十肩、痛風などが、「アッ」という間に治ってしまうことと共通点があることに気づかれた読者もおられると思う。いずれの場合にも、「いとも簡単に、しかも信じられないような短時間で治ってしまう」ということである。

生理が正常化されると、驚くほどの短時間で体調が正常化することを知っていただきたいのである。

鍼（はり）、灸（きゅう）、指圧

いずれも経穴《けいけつ》（ツボ）に陽性刺激を与えることにより、自律神経を活性化することができる。言いかえると、自然治癒力の強化である。

人体には経絡《けいらく》と称する不思議なものがある。筋や神経とも違う、何しろ解剖学的に見ても影も形もないという誠に不可思議なものである。経穴は三百六十五個ある（いまはもっとある）という。

陽性刺激なので陰性病、陰性体質に効く。

陽性刺激で最も強烈なのは、いうまでもなく〝灸〟である。灸の温度は七百～八百度以上という高温である。

昔は、モグサは豆つぶくらいの大きさで我慢棒につかまって熱さをこらえたということだが、現在はゴマ粒くらいの大きさで、熱い！　と感じた時には火は燃えてしまっている。ほんの瞬間的な熱さである。この灸がウソのように効くのである。

灸で最も有名だったのが、福岡市に住んでおられた原志免太郎医学博士である。亡くなられたのは百四～百五歳くらいの時で、それまで灸で治療をされて死ぬまで現役だった方である。

原先生の代表的な研究は、「灸の人体に及ぼす作用」として「白血球が大幅に増加する」ことを発見され、この研究で〝博士号〟を取得された方である。

灸は野蛮でもなければ気休めでもない。明確な生理学的な効果があるのだ。

筆者は、「灸には、まだ解明されていない決定的ともいえる効果がある」のではないかと思う。それが、原先生の超長寿の原因と思われるからである。次の例がこれ。

F社長の奥様のご両親は灸を続けられていた。お父上は百歳、お母上は九十九歳まで生きられたという。原先生の長寿といい、このお三方の並外れた長寿は「灸の効果ではないか」と思われるのだ。灸は強烈な陽性刺激だからである。灸の効果が素晴らしいのは、筆者がお世話になった中国鍼灸《しんきゅう》の岡田成壽先生の神技のような治療を目のあたりに拝見しているからである。

下肢の激痛で永年起き上がることさえできなかった老婦人がタッタ一回の、それも十分程度の短時間治療で、筆者の目の前で自力で立ち上がった。そして座ることができた。

S社長は灸でたちまち健康になり、両足の親指の爪がボロボロに崩れてしまっていたのが、灸をして立派に再生したのを、筆者はこの眼で見ている。自然治癒力の働きはかくの如しである。

ある女性ピアニストで手指の腱鞘炎《けんしょうえん》のために、ピアニストの生命が絶たれるかも知れないピンチに陥った方が、病院巡りの末に岡田先生の灸で立派に治ってしまった。

先生は、「東京から新幹線で往復約六時間以上、三万円の交通費をかけて、たった十分かそこらの灸で一回の治療費が千円ですよ」と笑っておられた。

岡田先生は、この治療費から諸経費を差し引いた残りを毎年、赤十字に寄付をされていたのである。神様のような方であった。

ギックリ腰で動くのもままならない患者が中国式電気針でタッタ六か所をトントン……と一～二分足らず打ちこみ、「ハイ治りました」という岡田先生、「痛みはとれましたか」とは絶対に聞かない。百発百中だからである。そのあとを灸で仕上げて終わり。というようなことを筆者は数回見ている。筆者も一回お願いした。

岡田先生の治療所には、ありとあらゆる病気の人がさまざまな療法で効果を得られず、藁をもつかむような気持ちで訪れていた。そして目を見張るような効果に生き返ったような晴れやかな顔で帰ってゆく。

知事さんが治療に来る。市長さんも来る。大学病院の先生方も看護師さんも来る。すべて口コミである。看護師さんの一人いわく、「病院の治療では治らないので岡田先生のところへ、こうして来るんですよ」と。

岡田先生いわく、「灸も鍼《はり》も素晴らしい威力を持っているけれども、食事を正さなければ再び病気が起こりますよ。食事を正すことによって、はじめて灸や鍼の効果が完璧になることを忘れてはなりません。

それは、一人ひとりの心がけの問題です」と。

生命の神秘の極は若返りそのあかしこそ断食にあり

断食（絶食）・半断食

昭和四十八年十二月、筆者は淡路島の五色町（現・洲本市）の町立都志診療所に断食（医学用語では絶食）のため入院した。

断食の素晴らしさを経験者から聞いていたし、断食の本も読んでいた。超ハードスケジュールの毎日を十年も続けていたので、「この辺でオーバーホールをしなければ……」というのが動機であった。

それ以来五年続けて断食入院をし、五回の合計で、二百人近い人々と断食をともにした。

次々と入院してくる人たちは、すべて永年の難病に、さまざまな治療を試みたが、すべて効なく、その末に最後ともいえる望みを託《たく》した人ばかりである。

文字通りさまざまな病気、永年の病に苦しみ、やつれ果てて、生気のない姿であった。それらの人々がたった二週間ほどの入院で断食を終わって退院する時は、スッカリ健康をとり戻し、院長先生や看護師さん、入院中親しくなった人々に見送られて、ツヤやかな顔色、軽やかな足どりで退院してゆく姿は奇跡としか言いようがなかった。

入院患者の一人に二十年間も象皮症で悩んでおられる「Kさん」という女性がいた。

身体中すき間もないほどの象の皮膚のような発疹《ほっしん》で夜中にカユくなってきた時には、それこそ気も狂わんばかりであるという。

頭もトゲトゲしく性格もひねくれているようだった。

日本中の医師遍歴もムダだった。女性の幸福である結婚などは夢のまた夢だった。そして二十年が過ぎてしまったのである。

そのKさんが日一日と、文字通り目に見えて治ってゆくのを筆者は奇跡でも見るような思いで見ていたのである。退院の日には、顔にはまだブツブツが残っていたが、八分通りは治った感じだった。

それから三年、三回目の入院の時、筆者の前に素晴らしい美人が歩みよりニコニコ笑みを浮かべながら「一倉さん、しばらくでした」とのご挨拶《あいさつ》である。こんな美人などまったく記憶にない。「失礼ですが、どなた様でしたか」とお尋ねした。「三年前にお世話になりましたKです」とおっしゃる。筆者は二の句がつげなかった。あのKさんが……と。どう見ても同一人とは見えないのである。

四回目の入院の時の、ある男性の言葉。「今朝何気なく空を見上げたら、トンビが飛んでいました。羽根が二枚に見えましたよ」と。トンビの羽根は二枚に決まっている。おかしいので聞いてみると「私は乱視で複視となり、いままでは二枚の羽根が四枚に見えていたのが治ったのです」と。

同じく四回目、腰椎亜脱臼《ようついあだっきゅう》で一分間と立っていることができなかったという中年の女性が、スッカリ治ったと言って大喜びで跳ね回っていた。

カネミ油症患者で三回目の入院だという男性は、「もう九分通り良くなって今回は仕上げです」と。この人から夜も眠れぬカネミ油症の苦しさをお聞きした。

断食は多くの人々の想像とは違って、空腹感もなければ脱力感もない。毎日握力測定をするが、握力は三日目頃までわずかに落ちるが、あとは断食中止の十日目でも落ちない。

初めの二日ほどは少し気分が悪い。断食によって自然治癒力が高まり、身体中の老廃物が血管の中に出てきて酸血症になるからだ。これを好転反応ということを教わった。

三日目からは爽快《そうかい》極まりなく、断食終了まで続く、復食と同時にその爽快感は消えて平常時に戻る。

宿便は出る人と出ない人がある。筆者は二回目に宿便が出た。体重減少は五日目頃まで急で、あとはゆるやかな減少。個人差はあるが平均して体重の一割程度である。

院長の今村基雄先生が毎日二回、回診してくださった。先生は一週間に一回くらいの割合でミーティングを行ってくださった。そこで断食についてのお話や質問に答えてくださった。

今村先生ご自身が子供の時から腎臓が悪く、あらゆる治療を受けたが治らず、医科大学生の時に病が重くなってしまい、断食療法によって全快した。

この体験が今村先生を変えてしまった。断食に非常な興味を覚え、研究テーマに断食を選び、これで博士号をとった。日本の断食博士第一号である。

今村先生のお話で、とくに印象深かったのは次のことであった。

人間は自然の産物である。だから自然の法則に従って生活していれば、健康で天寿を全うすることができる。

自然を無視し、間違った生活や悪い食物をとるから病気になってしまう。だから、この誤りを正し、悪い食事を改めれば、あとは神様が生物に授けてくださった〝自然治癒力〟が病気を治してくれる。

断食は、この自然治癒力を妨げている原因を取り除く方法の一つである。

鍼《はり》、灸、指圧、整体、日光浴、転地なども、その目的は断食と同様である。断食の違うところは、〝飢餓状態を作り出す〟という最強力な刺激を与えるところである。

この間、内臓は十分な休養をとることができ、自然治癒力は身体の隅々までも老廃物を取り除いて〝清浄な身体〟を作り、傷んでいるところは立派に修復してしまう。

自然治癒力を働かせることができるような状態を作りだすことが人間の役割である。

右のことを筆者は今村先生から学んだのである。これが筆者の〝開眼〟だった。筆者の終生の大恩人である。今村先生のご著書『今村式絶食療法のすすめ』の中に〝五色町の長寿者たちの食生活〟という一節がある（五色町は日本の長寿村の一つである）。

㈠ 米の配給制度になるまでは、米麦半々の麦飯で、米は家庭の臼《うす》でついた五分搗《づ》き程度、麦も精白していない押麦。

㈡ 新鮮な野菜を豊富に食べている。漁業をやっている家もすべて畑がある。

(三) 魚は比較的多く食べるが、サワラ、スズキ、マグロなど、金になるものは売り、雑魚、小魚を食べている。
(四) 海藻類を多くとる。
(五) 昭和四十年頃までは、八十歳以上の老人で、肉を食べたものは皆無だった。
(六) 味噌《みそ》は自家製のものが多い。豆腐も高野豆腐が多い。

断食は生物の寿命を延ばす

ミミズ——イギリスの学者ハクスリーはミミズを使って行った実験の結果、各世代のミミズに普通の餌を与えて飼っていたが、中の一匹だけ隔離して周期的に断食させたところ、ほかのミミズの十九世代分も永く生きていた。

強制換羽《かんう》

「忍者の郷」伊賀の国の白い共産主義といわれる「山岸会」では、鶏に断食させて若返りと産卵増加を図っている。

二年ドリは産卵数が落ちるので強制断食を行っている。絶食で羽が生え換わるので、強制換羽といっている。こうすると自然放置より産卵が増加し、しかも大きい卵を産むようになるという。三年ドリ、四年ドリと、廃鶏にするまでに二〜三回の強制換羽をすると、全産卵期を通じて利益増加が期待できるという。

そのうえ卵殻が厚くなる。換羽したトリから生まれたヒナは健康で、伝染病に対しても強いという。絶食日数は七〜十四日くらいだという。

養殖ハマチの断食（エサ断ち）

香川県大川郡引田町（現・東かがわ市）安戸池の沖で二年魚のハマチ約千五百キロをイケスに入れて、水深三十メートルの海底へ沈めた。手探りのテストである。

養殖ハマチには病死が多い。反自然だからである。最近は抗生物質も耐性ができて効かなくなった。肥ったハマチは病気に弱く、軽い赤潮でも死にやすい。

断食でハマチを丈夫にしようという意図と、海底なら赤潮が発生しても緊急退避ができるという期待である。ハマチは一か月の断食に耐えた。断食後は丈夫になって病気にかからず、順調に成育した。実験は成功したのである。


人間もミミズも鶏もハマチも、断食によって健康になるだけでなく、若返ることができることは明らかである。

人間最大の願望――健康と若返りは、断食によって手に入れることができるのである。

筆者が八十歳近くなっても「怪物」といわれるくらい若々しく、年間二十回、一回二日間の定期ゼミでまったく疲れを感じないで終日話をできるのも、五年連続の断食を行ったためかもしれないのである。

「断食は、すべての動物の寿命を延ばす」ことは疑う余地はないのである。

「飢える」ということは、〝死〟につながる生物最大のピンチである。外部からのエネルギーの補給を一切絶たれた生体が、生き延びるための全力をあげての対応によって、信じられないような〝活性化〟と〝若返り〟がもたらされるのである。

十分なカロリー、豊富な栄養という現代の健康の条件とまったく正反対な〝飢え〟によって、健康と若返りがもたらされる動物体の神秘を、これほどハッキリ思い知らされるものはないであろう。

そして現代の栄養学も健康の理論も、すべて書き換えられなければならないのである。

卑近な例でいえば、母親が我が子に対して「たんとお食べ、そうすれば丈夫になりますよ」というのは誤り、病気で床に臥《ふ》している人に「しっかり食事をとらないと身体に力がつかないから病気がなかなか治りませんよ」というのもまったくの誤りである。

肺臓と心臓を休ませる

断食は内臓に休養を与え、故障した部位を修復するのだが、心臓と肺臓だけは一生の間瞬時も休むことができない。これではたまったものではない。

この二つの臓器――心筋と呼吸筋を休ませるには、血液をきれいにすることと腹式呼吸が最上である。

きれいな血液は鮮紅色でサラサラしている。当然のこととして心臓のポンプの圧力を上げなくとも、よく全身を流れてゆく。つまり心臓は楽をする。一日十万回の鼓動をするので、血圧が少し低くともよいということは、回数が多いだけに心臓の負担減はバカにならないはずである。

呼吸法には普通胸式と腹式があり、胸式は西欧流の肋骨《ろっこつ》を広げたり狭めたりするもので、一回で呼吸する酸素量は腹式より少ない。腹式は横隔膜を上下させるもので、最良の呼吸法である。

気功では動功と静功とあり、呼吸に合わせてユックリズムで整体体操を行うものであり、静功は座ったまま腹式呼吸を行うもので、功の極致であるという。

西欧の体操は血行を良くする。筋肉のコリをほぐすという感じで肉体主義であり、東洋の気功は生命力の昂揚《こうよう》である。そして断食との相乗効果は大きいのである。

断食の留意点

断食は〝食を断つ〟という人体に対して最強の刺激を与えるものだけに、いくつかの留意点を心得ていなければ事故が発生する場合がある。だから断食は必ず信用のおける練達の士の指導のもとに行うことが大切である。

今村基雄博士によると、

適応症としては、

消化器疾患、循環器疾患、呼吸器疾患、代謝・栄養疾患、腎・尿路疾患、精神・神経疾患、運動器疾患、婦人科疾患、中毒症などである。

ここで一筆加えたいのは、ＰＣＢ中毒が断食で治るということである。昭和四十三年夏、カネミ油中毒事件が新聞、テレビで報道された時に、今村博士は必ず絶食療法が奏功すると直感されたという。

それから一年半後、厚生省が「ＰＣＢ中毒症は薬物療法では治療困難である」と発表した。この一年間に九州大学で必死の研究を行ったが効果はなかったために、この発表が行われたのである。

今村博士は、この難病に九大の許可を得て敢然と取り組んだのである。

優しくおだやかな仏様のような今村博士が、この難病に挑戦されたのである。筆者は尊敬する今村博士に、さらに、さらに深い尊敬の念を持つようになったのである。

昭和四十六年七月、第一回の九人の症例報告には大きな反響が起こった。その次には二十名の症例が翌四十七年四月の阪大での発表。その数日後には九大油症研究班が「絶食療法をＰＣＢ中毒の治療法として正式採用する」と発表した。

そして同年十一月には厚生省より各都道府県、各大学に「カネミ油症治療指針」が発送された。これには海外からも大きな反響があったのである。

症例の一つを紹介すると、

著効例十四、軽快例八、無効例一、有効率九十五・六パーセントである。

昭和五十四年三月、台中郊外でＰＣＢ患者が二千名以上発生した。

今村博士は、九大の某教授に台湾政府への紹介を依頼し、来台の依頼を受けて至急台湾に渡り、前後四回にわたって渡台してＰＣＢ治療を行った。まさに神か仏である。

目をみはるような効果に、患者とのお別れパーティには感謝状と見事な象牙の七福神が贈られた。さらに半年後には、今村博士のブロンズの胸像（高さ六十二センチ）が贈られてきたのである。

禁忌症

1、何病によらず、すでに重症に陥っているもの、衰弱の著しいもの、やせ形の老人。
2、活動性結核、ガン、やせ形の糖尿病、インシュリン依存の糖尿病、やせ形の肝炎、肝硬変、胃、十二指腸潰瘍、テンカン、心筋梗塞、脳卒中を起こしたことがある人、狭心症、不整脈。
3、副腎皮質ホルモン投与中、中止後一か月以内の人。
4、原則として中学一年以下、六十五歳以上の老人、肥満児は付添人があれば小学四年以上、未成年は両親の同意が必要。

以上のようなことを紹介するのは、今村博士がいかに慎重な診療を行っているかを知ってもらいたいからである。

こういう人こそ、病人の本当の味方になってくださる人であろう。

半断食のすすめ

断食は、すでに述べた通り慎重に行う必要があるし、年齢的な制約もある。そこで考え出されたのが半断食である。

半断食といっても一日一食抜くだけで二食は食べられる。つまり〝減食〟であって断食ではない。これならば、重病の人を除いて、たいていの人は〝ＯＫ〟であり、年齢制限もほとんどない。それでいて、その効果は本式の断食とあまり違わない。安全で簡便である。本式の断食は年一回しかできないが、半断食は二回でもよい。一回の所要日数は四～五日ほどである（一週間の場合もある）。

二回で断食一回分くらいの効果は十分にある。断食特有の〝好転反応〟もあるし、場合によると二回目に〝宿便〟の出る人もいる。しかも危険は皆無である。とくに〝減量〟は期して待つべし。

半断食の爽快さは病みつきになるほどである。そのうえ健康増進も同時に手に入れることができるのである。

断食で延命ができる

断食をすれば寿命が延びることは誤りない。しかし、ほとんどの人がこのことを知らない。反対に、そんなことをしたら体力を衰えさせて病気になってしまうと思っている人が多いのだが、それは誤り。

もしそうなら、仏教の修行に何千年も断食行が続いているはずがないではないか。

断食は内臓を休ませて活力を恢復《かいふく》させると同時に身体の浄化を行い、故障箇所を修復するという全身の若返りを行うものだからであることはすでに述べた通りである。だから定期的にこれを行うことをお勧めしたい。

しかし食を断つという破天荒な行為だから、練達の指導者のもとで行っていただきたい。とくに完全断食は慎重でなければならない。その点、半断食は危険はない。老若男女、すべていつでもオーケーである。回数は半年か一年に一回程度、一回は三日〜一週間ほどである。

初めの三〜四回は指導者について要領を覚えれば、あとは指導者はなくとも良いが、それでも四〜五年に一回くらいは指導者について復習するほうが良い。

フンザの老人たちは九十歳や百歳を超える人でも一か月一回、一日断食を行っている。そのためだろう。百五十歳を超えて、なお畑仕事をしているということである。そのような長寿こそ、本当に意義ある長寿である。

日本のように世界一の長寿国といっても、それは文明国中の世界一であって、しかも、その中身たるや、寝たきり老人をたくさん抱え込んでの上の長寿ではまったく無意味であり、威張れる状態ではない。

健康な長寿であってこそ意義のある長寿である。それが半断食で実現するのである。

（二〇二四年夏刊行予定の『身土不二と正食』（仮題）につづく）

新装版発刊に寄せて

一倉健二

「健二、面白い医者に出会ったゾ」
「血液検査そして、その結果、食事指導をしてくれた」

これが父の言。正食・マクロビオティックとの出合いだった。これを機に母と妹が食事調理に苦労することになる。父の食事は玄米菜食だが、彼女たちの食事は通常食。毎回二種類の食事を準備することになった。

しかし父は仕事上、外泊が多く一週間に一回くらいしか自宅で食事ができなかった。その多くは一般食だが、どのように父は乗り切ったか？ 本書を読み、焦点を塩・自然海塩にポイントを置いていたとわかった。世間は減塩の大合唱。しかも父は常に梅干しと自然海塩を携帯していた。

仕事上、外食・邪食を余儀なくされていた父はこの自然海塩と梅干しで体調調整をしていた。他にできることは外食の際に、可能な限り動物性タンパク質をとらないよう少しでも努力していた。仕事先にも協力を頼んでいたようである。

一万余社を指導していたので、その中の社長からいくつか話を聞けた。

ある社長いわく。

「一倉先生に来社してもらい指導を受けるが、準備する食事は一番楽だった。料亭など予約もいらない。私のところの家庭料理。自宅に来てもらい、女房の作る料理。これを一倉先生は『美味《おい》しい、美味しい』と目を細めて喜んでくれた」

札幌のS社長は以下のように証言する

父の札幌の講義は年二回、それぞれ二日間行っていた。その時S社長は奥様と一緒に父の元へ陣中見舞いに来る。玄米のオニギリを二つこしらえて。これには父には最上の見舞いと喜んでいた。

ついでにS社長の談話を紹介しよう。

S社長に仕事先からクレームの報告があったそうだ。そこでS社長はいまの仕事を放り出し、クレーム先へ一目散。床に頭を付け、「この度は誠に申し訳ありません。申し訳ありません」とただただ平伏。お詫《わ》びのみで、言い訳一切なし。

するとクレーム先の社長が「S社長、手を上げてください。まっ先にあなたが駆けつけそんなに謝られては……今回のことはなかったことにしましょう。あなたのことだから善処していただけるでしょう」と許してくれた。

「ありがとうございます。感謝のみです。誠にありがとうございます」

と安堵《あんど》の後にS社長の問いかけがあった。

「ところで今回のクレームはどんなことだったでしょうか?」

脚色を含めての話かもしれない。ただし、このような対応はクレーム処理最優先、言い訳は一切するな、ただただ詫びのみというのが父の指導であった。これを実践したS社長、事なきを得たという。

食事と健康について、父はマクロビオティックの本を読みあさった。書棚にたくさんの書類、書物があった。私もいくつも読んだ。すると、いろいろなことがわかってきた。が、これらの書物は数か月後には書棚からなくなっていた。父は不要と思われる物はすぐに捨てる習慣だった。

食事と健康について、父は断食の体験、半断食の体験で多くを学んだ。私は断食の体験はないが半断食は何回も体験した。

半断食の主催も行った。そして得たものは「食事と健康」は切っても切れないことを実感。父の多くの体験の中で、重点を表現した。それが本書『正食と人体』だ。よくもここまでフォーカスしたものだ。

半断食ゼミ、日程は五日間。

一日目午後三時に受け付、集合以後邪食なし。夕食から半断食の食事、主食は玄米、茶碗に半分、副菜は寒漬け大根（タクワンの古漬け）二切。味噌汁一杯。

翌朝七時に集合。軽い体操後、散歩に行く。約一時間。朝食は、玄米二分の一杯、寒漬け大根二切、味噌汁一杯。ゼミ参加の社長方、皆空腹。ここで私は思いがけない体験ができた。

ある社長が「健ちゃん、骨盤調整をしてくれないか。希望者が六人いる」という。二日目の午後だった。半断食の食事は一日しか体験してない、そう三食分しか摂取していないのに骨盤調整の施術をしてみると、アレ？　アレ？　皆、関節が非常に柔らかい。タッタ三食でこんなに柔らかくなるのかとの感想を持った。ゼミ終了後、帰宅、そしてカラオケ……アレ？　アレ？　マイクを持っている私に、何でこんなに声がよく出るのか？

なぜ断食・半断食が健康に寄与するのか、父が語ったことがある。

「行動の源泉を断つと身体は、どのように反応するのか、その源泉を自身の体の中に求める。それはまず脂肪、次に筋肉。この筋肉も劣悪な筋肉をエネルギー源として消費する。その結果、残された細胞筋肉は健康なものだけで、その分身は健康になる」

何とも精妙無比ではないか。たぶん父は外遊先、社長指導の折、この断食も利用していたはずであると推測できる。体調不良を感じた時は減食をしていたことは間違いない。

食事は活動の源泉であることは間違いない。しかし一日三食というのはだれが認めたのか。いま、飽食を止めるべきである。これの指摘を本書が行っている。

食と健康について堅実な読者には、本書を基軸として考察、実践していただけたら幸いと想い、筆をおきたい。

食事と健康、これは少しの意識変革で可能と本書にある。

[著者プロフィール]
一倉　定（いちくら・さだむ）
『事業経営の成否は、99％社長次第で決まる』という信念から社長だけを対象に情熱的に指導する異色のコンサルタント。
空理空論を嫌い、徹底して“お客様第一主義と経営現場主義”を標榜する。社長を小学生のように叱りつける反面、社長の悩みを共にし、親身になって業績向上策を練り、幾多の高収益会社を育てる。その厳しく情熱溢れる指導に多くの社長が師と仰ぎ“社長の教祖”と呼ぶ。
指導してきた会社は、大中小1万余社を超え、あらゆる業種・業態に精通。文字通り、我が国における『社長専門の経営コンサルタント』の第一人者である。1999年3月逝去。

編集協力／山本敏彦（一倉定研究会理事長・税理士）

新装版　正食と人体

2024年2月1日　　第1刷発行

著　者　一倉　定
発行者　唐津　隆
発行所　株式会社ビジネス社
〒162-0805　東京都新宿区矢来町114番地
神楽坂高橋ビル5階
電話 03(5227)1602　FAX 03(5227)1603
https://www.business-sha.co.jp

カバー印刷・本文印刷・製本/半七写真印刷工業株式会社
〈装幀〉大谷昌稔
〈本文デザイン・DTP〉茂呂田剛（エムアンドケイ）
〈営業担当〉山口健志　〈編集担当〉本田朋子

ISBN978-4-8284-2599-3